Save of the hair loss

拯救脱发

是谁偷走了你的头发？
脱发虽不是什么大病，
但却严重影响人们的生活。

U0388276

胡维勤 ◎主编

正确地认识脱发，认真地对待脱发，寻找解决脱发的方法。

黑龙江出版集团
黑龙江科学技术出版社

图书在版编目（CIP）数据

拯救脱发 / 胡维勤主编. -- 哈尔滨：黑龙江科学
技术出版社，2017.6
ISBN 978-7-5388-9152-2

Ⅰ. ①拯… Ⅱ. ①胡… Ⅲ. ①秃病－防治②头发－护理
Ⅳ. ①R758.71②TS974.22

中国版本图书馆CIP数据核字(2017)第027745号

拯 救 脱 发

ZHENGJIU TUOFA

主　　编	胡维勤
责任编辑	徐　洋
摄影摄像	深圳市金版文化发展股份有限公司
策划编辑	深圳市金版文化发展股份有限公司
封面设计	深圳市金版文化发展股份有限公司
出　　版	黑龙江科学技术出版社

地址：哈尔滨市南岗区建设街41号　邮编：150001
电话：（0451）53642106　传真：（0451）53642143
网址：www.lkcbs.cn　www.lkpub.cn

发　　行	全国新华书店
印　　刷	深圳市雅佳图印刷有限公司
开　　本	723 mm×1020 mm　1/16
印　　张	14
字　　数	220千字
版　　次	2017年6月第1版
印　　次	2017年6月第1次印刷
书　　号	ISBN 978-7-5388-9152-2
定　　价	39.80元

contents 目录

Part1 关于脱发，你知道吗

Part2 脂溢性脱发，找准病因巧护理

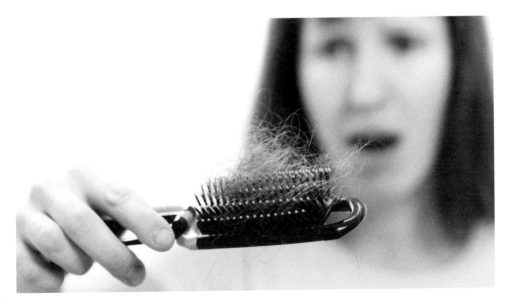

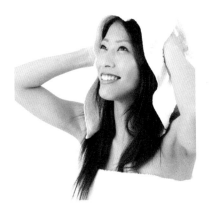
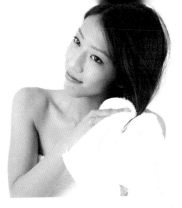
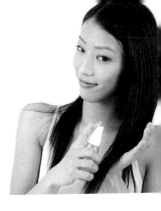

Part3 调理好内分泌，和你的脱发说拜拜

Part4 拒绝鬼剃头，对付精神性脱发有妙招

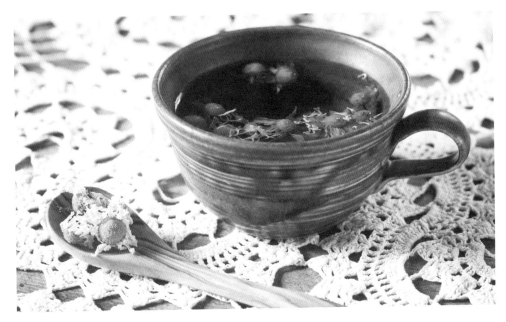

Part5 雄激素性脱发，女性也不要掉以轻心

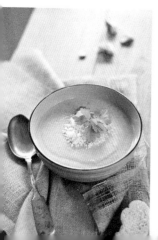
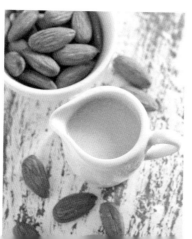
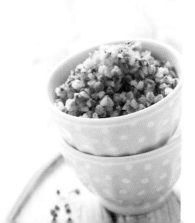

Part6 营养代谢性脱发，请管好你的嘴

Part7 想远离脱发，这些化学物质你得远离

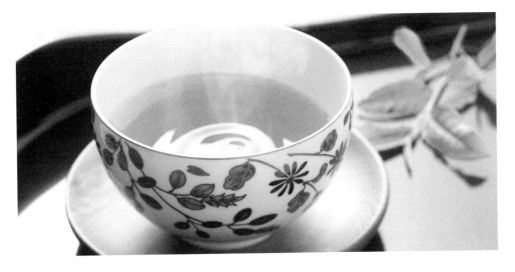

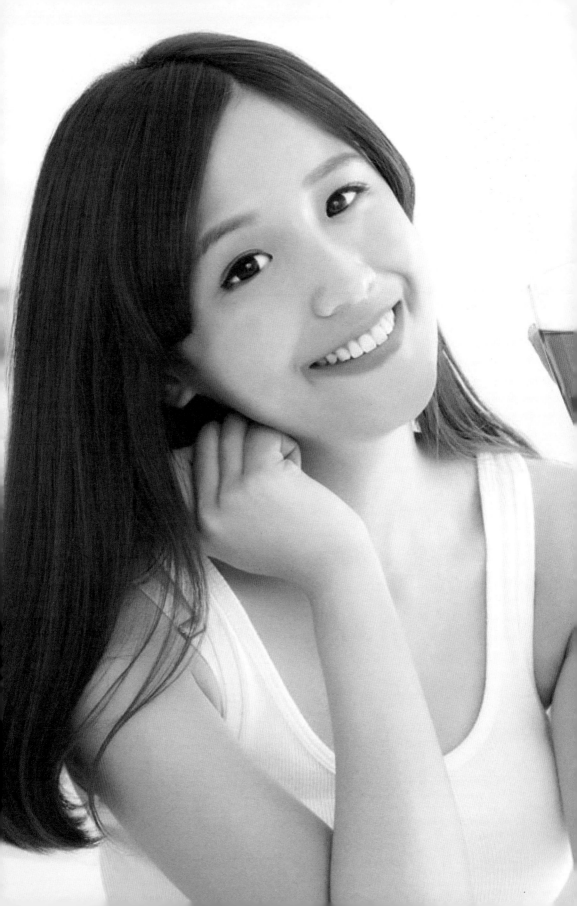

关于脱发，你知道吗

在生活条件越来越好的今天，脱发人群却越来越年轻化。很多患者因为对脱发不了解，滥用生发药物，造成了严重后果。本章带您认识、了解脱发，所谓"知己知彼，百战百胜。"知道脱发是怎么一回事，才能更好地去对抗脱发。

一、脱发 ≠ 掉发

　　简单地说，如果每天掉发在 100 多根以上，发际明显后移及头顶毛发逐渐稀疏就可以算是脱发。脱发是一个世界性的医学难题，导致脱发的原因也是错综复杂的，大多与衰老、遗传和激素水平有关，主要原因有雌性激素源性脱发和斑秃，女性有妊娠期脱发和更年期脱发，此外还有因药物、治疗和外伤引起的脱发。

　　而掉发是人体正常新陈代谢下来的产物。每个人头皮上约有 10 万个毛囊，每个毛囊有 1~3 根头发，每根头发生长期 2~4 年，之后进入休止期，过几个星期之后他们会自然脱落，同时每天也会有一些新的头发不断长出，总体保持着动态的平衡。正常情况下，一个正常人每天掉发的数量普遍在 100 根以内。

　　掉发是必须的，也是正常的。脱发就不一样了。脱发的主要症状是发迹后移或头顶逐渐稀疏，并伴有头皮油腻，如同擦油一样，或有焦枯发蓬，缺乏光泽，有淡黄色鳞屑固着难脱，或灰白色鳞屑飞扬等症状。如果昨天才洗头，今天头发还是油腻腻的，就得注意了，可能是脱发找上你了。

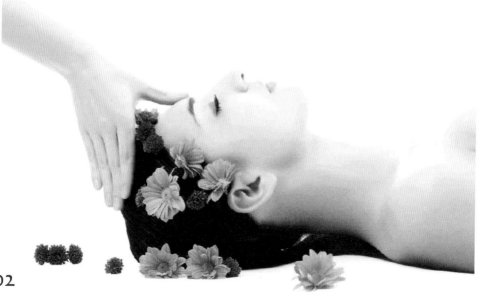

二、脱发是怎样形成的？

1 年 龄：年龄的不断增长，人的各组织和器官的功能衰退，使头发的生长速度相对减慢，新生的速度变慢，脱落的速度加快，形成了头发越来越少的趋势。

2 油 脂：过量的油脂分泌容易和死亡的皮肤角质细胞混合形成污垢聚集并堵塞毛孔，阻碍头发的生长，最后形成脱发。

3 压 力：充满压力的生活容易导致精神长期紧张或压抑，从而容易使头部的局部微循环发生障碍，长期如此，则会造成头发的病态脱落。

4 免疫调节失衡：当免疫能力在正常水平时，人的各项功能皆处在正常状态下，当免疫调节失衡，免疫水平低下时，就容易产生免疫性脱发。

5 新陈代谢失衡：平衡的新陈代谢能为头发及头皮层提供充分的营养，维持头发正常的生理过程。但是如果新陈代谢系统失衡，就会导致大量的头发脱落。

6 内分泌失调：内分泌系统调节人体的各项生理活动，并使之维持在正常的生理过程。但是如果内分泌失调，就会导致大量的头发脱落。

7 头发病态：头皮功能性的病变，导致毛囊萎缩或破坏，发根营养缺乏，从而容易导致头发的脱落。

三、中医对脱发病因的研究

传统医学认为，"肾藏精，其华在发，肾气衰，发脱落，发早白""发为血之余""肝藏血"，精血同源相互转化，所以头发生长的好坏与肝肾和气血有直接的关系。

肾对毛发的生理作用主要有三种形式。

● 1 **肾精化生血液，营养毛发；**

● 2 **肾精化生元气，激发促使毛发生长；**

● 3 **肾精通过督脉和经气作用而充养毛发。**

故毛发的营养来源于气血，而其生机则根于肾。人体肾精充足，头发则发育正常，表现为浓密、光亮、柔润；反之则稀少、枯萎、不泽。

血对毛发起营养作用。血营养全身组织和器官，同样也对肌肤、毛发起营养作用。血的运行，必然需要在气的推动下，上注于肺，行于经脉之中，均匀地分布于全身。"发为血之余"，血气旺盛，则毛发也旺盛，血气虚亏，则毛发枯萎、稀少或脱落。

肝藏血，所以血液的正常运营、贮藏及调节，与肝密切相关。只有肝功能正常，全身各脏器及毛发才能得到血液的滋养。另外，肝主疏泄，当肝失疏泄，气机郁结时，可致气血运行不畅，毛发营养供应受阻，引起脱发。

综上所诉

脱发患者多是肝肾、气血亏虚。肝肾不足，则精不化血，血不养发，发无生长之源，毛根空虚而脱落；气血虚损，不能荣养全身，则可出现衰老现象，表现在外部可见脱发；突发的精神刺激或长期的精神压力也会造成气血肝肾亏虚而致早秃、脱发、斑秃等。

四、脱发自测

如果您出现下述症状、不良生活习惯、病史的任何一项，说明您已经受到或容易受到脱发的困扰，请您到正规医院接受科学规范的检查确诊，做到早期预防早期治疗。

● 症　状

1. 头部突然出现圆形秃块　　　　　　　　　　　　□是　□否
2. 每天梳头发时，梳子上留有很多头发　　　　　　□是　□否
3. 每天起床后，枕头上面遗留了很多头发　　　　　□是　□否
4. 发现头顶的头发渐渐稀疏或前发际上移　　　　　□是　□否
5. 头发有灰白色麟屑飞扬，自觉瘙痒　　　　　　　□是　□否
6. 头发油腻，如同擦油一样，亦有的焦枯发蓬，　　□是　□否
   缺乏光泽，有淡黄色麟屑固着难脱
7. 毛发色泽变黄或变干　　　　　　　　　　　　　□是　□否

● 不良生活习惯

1. 经常熬夜　　　　　　　　　　　　　　　　　　□是　□否
2. 感觉工作压力大　　　　　　　　　　　　　　　□是　□否
3. 作息时间不规律　　　　　　　　　　　　　　　□是　□否
4. 经常使用脱脂性强或碱性洗发剂　　　　　　　　□是　□否
5. 频繁的烫发和漂染　　　　　　　　　　　　　　□是　□否
6. 偏食、挑食　　　　　　　　　　　　　　　　　□是　□否
7. 经常失眠　　　　　　　　　　　　　　　　　　□是　□否
8. 精神异常，如焦虑、抑郁　　　　　　　　　　　□是　□否

● 病　史

1. 家族有脱发遗传史　　　　　　　　　　　　　　□是　□否
2. 长期服用化学药物，如抗肿瘤药物　　　　　　　□是　□否
3. 产后或手术后　　　　　　　　　　　　　　　　□是　□否
4. 患有脂溢性皮炎　　　　　　　　　　　　　　　□是　□否
5. 患有神经性皮炎　　　　　　　　　　　　　　　□是　□否
6. 甲状腺功能亢进或减退　　　　　　　　　　　　□是　□否

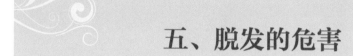

五、脱发的危害

头发是"美"的一个重要因素，脱发，尤其是严重脱发实在是对容貌的最大损害，对自信心更是个极大的打击，还会影响到职业选择、婚姻，甚至前程。

1. 脱发会使人际关系变窄

脱发者因为形象问题，常常是固步自封，他们在人际关系上的突围常常是屡战屡败，时间一长，脱发者便甘于生活在狭隘窄小的空间。当一个人的关系极为有限时，他很难在这个社会上取得大的发展空间。

2. 脱发使人显老

生活中有些二十几岁的脱发年轻人却被三十岁的人反过来叫"大哥"，而四十多岁的中年人因脱发被一些小孩亲切地喊"爷爷"，被别人这么莫须有地"尊称"着，只有自己清楚这种"尊称"叫人痛在心里，愁在脸上。年龄上的严重错位，成了脱发人的最大烦恼。

3. 脱发患者找对象更困难

据最新的一项网络调查显示，90%以上的年轻女性在找男友时选择有房产不脱发男性，因为脱发在她们心中是"最不帅"的代名词。由此许多脱发者成了无人问津的"剩男"。同样，个别女性脱发者在寻找另一半时也是苦费心力到头来一场空。

4. 脱发会导致求职难

现在的单位招聘员工非常注重形象，许多"形象不佳"者常常被婉拒入门，其中许多脱发者在求职时就遭遇这种困惑。

5. 脱发影响心理健康

脱发的人本身就因形象问题非常自卑，再加上脱发带来的其他一系列问题，诸如上面列举的工作难找、对象难寻等，反过来使心理压力更大更加自卑。说到底，这是脱发烦恼在个人身上形成的恶性循环，很容易使脱发者形成心理疾病。

六、巧梳头，防脱发

梳理头发除了理顺头发，达到美观的效果之外，梳头还可以促进血液循环和皮脂的分泌，提高头皮和头发的生理机能。生活中一些年事高的人仍然拥有满头乌发，其中的养身之道就是每天多梳头，科学地梳头使他们耳聪目清，少有白发。显然梳头促进了血液循环，使毛发细胞的新陈代谢始终保持着旺盛的状态。

1. 梳头的作用

祖国医学认为，每天的梳头，其实是一种头部保健，因为头是"诸阳之首"，人体的十二经脉和奇经八脉都在头部上汇合，头部的穴位有几十个之多，占全身总穴位的1/4，此外头部还有十多个特定的刺激区。因此通过梳头可以疏通经脉，调整气血，加强头皮的血液循环，增加头发根部的血液流量，使头发能得到充分的营养供应。所以，自古就有"欲发不脱、梳头千遍"的古训，因此早晚梳头能阻止头发脱落，使头发长得格外茂盛。养生保健书《清异录》说："服饵导引之余，有二事乃养生大要：梳头、洗脚是也。"养生书《摄生消息论》指出："夏三月，每日梳头一二百下，自然祛风明目矣。"宋代文学家苏东坡说："梳头百余梳，散头卧，熟寝至明。"由此可见，历代养生家均格外重视梳头的养生保健作用。

2. 正确的梳头方法

梳头的方法其实是十分讲究的,要顺着毛流的方向进行,毛流就是头发自然生长的方向。头发与头皮不是垂直的，而是斜着生长，夹角约为30°。因此梳头时两侧和头后部的头发应向斜下方梳理，头顶的头发应从前额往后梳理。对不容易梳开的凌乱打结的头发和长发，一定要有耐心分段从发梢处梳开，再慢慢向发根梳去，切忌从发根向发梢硬扯硬拉。否则梳头既达不到促进血液循环的作用，相反经常被牵拉、硬扯的头发，容易损伤，造成开叉和断裂。

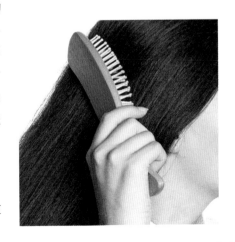

梳头的正确顺序：由前向后，再由后向前；由左向右，再由右向左。如此循环往复，梳头数

十次或数百次后，再把头发整理、梳至平滑光整为止。所用头梳宜取用桃木等木质或用牛角等天然材料制成，梳齿宜圆滑。梳头时间一般取早晚各 5 分钟，其余闲暇时间亦可，切忌在饱食后梳理，以免影响脾胃的消化。

梳头时可结合手指按摩，即取十指自然分开，用指腹或指端从前额前发际往后发际做环状揉动，然后再由两侧向头顶按摩，用力要均匀，如此反复数十次，以头皮有微热感为度。

3. 常用的梳子有哪些种类

1	黄杨木梳。干性头皮的朋友会感到头皮干燥，头发干枯，即使几日不洗头也没有多少油脂分泌，而且很痒，还有头皮屑。此时，使用黄杨木梳就可以增加头发的湿度，促进头发分泌油脂。
2	犀牛角梳。如果头皮油脂分泌过多的话，就容易造成毛孔的堵塞，容易引发肌肤炎症，此时就可以使用犀牛角梳，该梳子可以调节油脂的分泌，可以吸收头皮分泌的油脂。
3	木梳。该梳子可以防静电，防止头发分叉。
4	宽齿梳。尤适用于洗头后，可以及时的理顺头发，能够让头发很快变干。
5	马鬃梳。由于马鬃梳的毛非常柔软，所以这种梳子可以给婴儿梳头，以加速婴儿头皮的血液循环，有利于婴儿脑部的健康发育。该梳子使用之前，先要往婴儿的头皮上涂抹专用的按摩油。
6	银梳子。可以有效清除头皮上堆积的老废角质，加快血液循环，排出头皮毒素，防止头皮出现问题。
7	排骨梳。长发的女士会发现，发梢很容易打结，尤其在干燥的冬季更是难以打理。而这时正是排骨梳大显身手的时候，它的齿很松散，可以给头发留出很大的空间，帮助打散。

4. 梳子使用不当会造成脱发

　　然而梳头的梳子选择很重要，不是任何材质的梳子均能梳头的，特别是尼龙、塑料及金属制成的梳子，由于制作精良、色彩鲜艳，广受欢迎。然而这样的选择却可能会给头发的健康带来极大的隐患。因为尼龙梳子、塑料梳子及金属梳子最大的缺点就是，当与头发摩擦时会产生静电，给头皮和头发产生不良的刺激，导致头发干燥、枯萎、纤维变白，甚至出现脱发。特别是干性头发，如果使用会产生静电的梳子，那么就会雪上加霜，头发脱落得更快。要防止梳头时静电的出现，最好用手梳，或用桃木梳、牛角梳梳头。另外，梳齿宜宽，不宜太密、太尖。梳齿太密在梳理过程中容易造成发干的过度拉扯；梳齿尖挠痒舒服，但会划伤头皮，致使感染而脱发。

5. 梳头时如何消除静电现象

　　有时在梳头时，头发会发出啪啪的响声，还可以看到头发竖立、散开的现象。特别是到了冬天天气比较干燥的时候，用塑料梳或尼龙梳梳头时，这种现象更加严重。那么这种现象是如何造成的呢？原来，这是一种静电现象，是头发缺水缺油干燥的表现。如果头发的静电现象不消除，会损伤头发。要消除头发的静电现象并不困难，只要使用护发素，使头发保持湿润，就能减小头发的摩擦力，消除静电现象。也可在梳头时将梳子沾些水或往头发上喷些水，这样也可减少静电现象。容易产生静电的头发，在洗发后尽量不要使用电吹风，而应让其自然风干，更不要频繁的梳头，最好用木梳和牛角梳，或用手指代替梳子梳理头发，这样既不会产生静电，又可起到头皮按摩的作用。

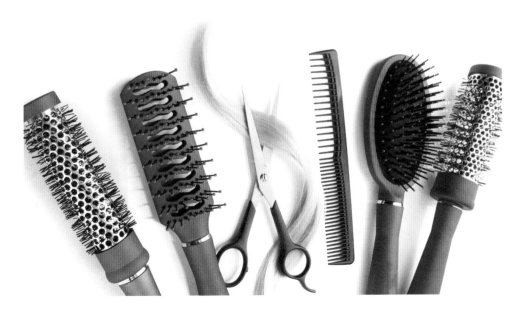

七、防脱发，你要多按摩

按摩又称推拿，是中华民族优秀的医疗方法，它是劳动人民在长期的生产劳动实践中，在同大自然做斗争中产生的。人们受伤后，本能地用手去抚摸伤痛处，疼痛得到缓解，由此便逐渐产生了推拿疗法，早在两千多年前的春秋战国时期，推拿疗法就被广泛应用，民间医生扁鹊运用按摩、针灸成功地抢救尸厥患者，我国现存最早的医学典籍《黄帝内经》中就记载了痹症、痿症、口眼㖞斜、胃脘痛等疾病的推拿疗法。我国第一部推拿按摩专著《黄帝岐伯按摩十卷》（已佚），就成书于秦汉时期。推拿使气血周流、保持机体的阴阳平衡，所以推拿后可感到肌肉轻松、关节灵活、精神振奋、活力充沛。

1. 按摩如何养发护发

按摩能够疏通经络，从而舒缓头皮压力，有效减少头皮问题，令秀发焕发生机。头部按摩对斑秃、全秃、脂溢性脱发，各种脱发疑症，具有显著的功效，对神经、血管的功能有较好的调节作用。头发的荣枯与五脏六腑有着密切关系，因此，按摩对应经络主要穴位，也可以达到养发护发的目的。

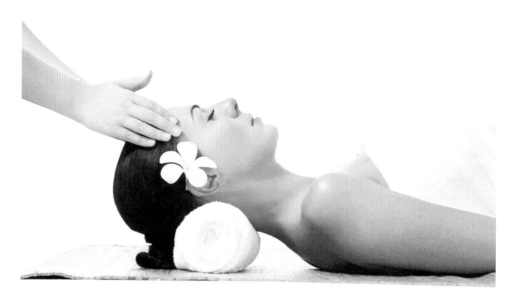

2. 常用按摩手法有哪些

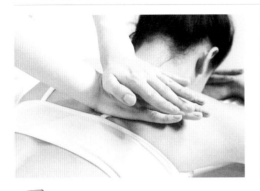

压 法

以肢体在施术部位压而抑之的方法被称为压法。压法具有疏通经络、活血止痛和舒展肌筋的作用，经常被用来进行胸背、腰臀及四肢等部位的按摩。操作时，力量由轻到重，切忌用暴力猛然下压；深压而抑之，缓慢移动，提则轻缓，一起一伏。

点 法

用指端、肘尖或屈曲的指关节突起部分着力，点压在一定部位称为点法。具有开通闭塞、活血止痛、解除痉挛、调整脏腑功能，适用于全身各部位及穴位。操作时，方向要垂直，用力由轻到重，必要时可略加颤动，以增加其疗效。

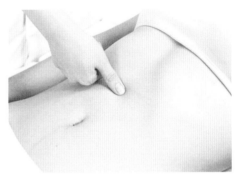

掐 法

以拇指指甲，在一定的部位或穴位上用力按压的一种手法。掐法适用于面部及四肢部位的穴位，是一种强刺激的手法，具有开窍解痉的功效。操作时要注意令拇指微屈，垂直用力，不能扣动，以免掐破皮肤；掐法不适合被长时间使用。

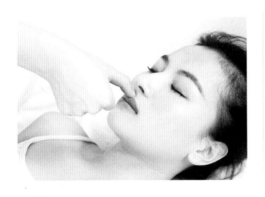

拿 法

以单手或者是双手的拇指与其余四指相对，握住施术部位，相对用力，并做持续、有节律的提捏方法，称为拿法。主要用于颈部、肩背部及四肢部位。在临床应用时，拿后需配合揉摩，以缓解刺激引起的不适。

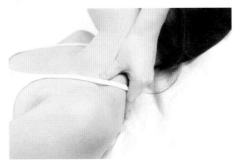

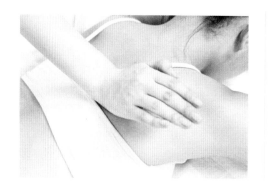

揉 法

揉法指的是用指、掌、肘部吸附于机体表面某些部位或穴位，或反射区上做柔和缓慢地环旋转动或摆动，并带动皮下组织一起揉动的一类手法。揉法具有宽胸理气、消积导滞、活血化瘀、缓解肌肉痉挛、改善肌肉营养、强身健体等作用。

推 法

用指、掌、肘后鹰嘴突起的部位着力于一定穴位或者是部位，缓缓地进行单方向的直线推动的一种手法。操作时通过前臂或者上臂发力，用力要平稳，着力部位紧贴皮肤，做缓慢的直线推动，并且用力始终如一，不可以硬压、死按。

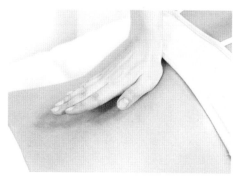

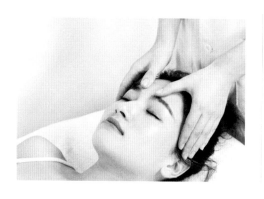

抹 法

抹法指的是用双手或单手拇指指面为着力部，紧贴于一定部位，做上下或者是左右轻轻往返移动的一种手法。常用于头面颈项、胸腹与腰背及腰骶等部位。具有清醒头目、疏肝理气、消食导滞、活血通络、解除痉挛等作用。

滚 法

将肢体某部位置于患者体表的一定部位上，进行滚动的方法。主要用于治疗运动系统和周围神经系统疾病。操作时，被按者躯体要正直，不要弯腰屈背，不得晃动身体。施术者忌手背拖来拖去摩擦移动、跳动、顶压、及手背撞击体表治疗部位。

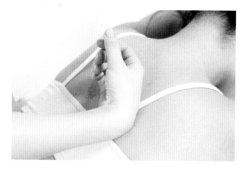

八、四季防脱要 get 到点

人的新陈代谢受季节的影响，那么头发的生长和脱落同样也会受到季节的影响。因此，头发的保养也应该遵循春生、夏长、秋补、冬藏的规律和原则。

1. 春季：促长防脱

春季是指立春至立夏，包括了立春、雨水、惊蛰、春分、清明、谷雨等六个节气。春季是万物生发季节，阳气升发，人体新陈代谢加快，毛囊细胞分裂旺盛，春季头发生长速度是秋季的 1.62 倍，同时毛囊生长所需的营养，如蛋白质、微量元素等是秋季的 3 倍以上。头发在这个季节里生长的速度也是四季中最快的。

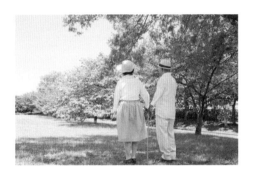

春季养发机理：深层清洁去油污，调以增活力，养以促生长，防脱发。从毛囊、头皮、发根到发干深层清除油污，调理皮脂，激活发根活力，对发根和发质的全面养护，使头皮软化，促进发根和毛囊的复苏。

春天是大自然阳气萌生、升发的季节，人体的阳气也顺应自然，有向上向外升发的特点，表现为毛孔逐渐舒展，循环系统功能加强，代谢旺盛，生长迅速。故而人们在春天养生保健中就要求必须顺应天时和人体的生理，一定要使肢体舒展，调和气血。春天梳头正是符合春季养生强身的要求，能通达阳气，疏利气血，当然也能壮健身体，保护头皮，防止脱发。

2. 夏季：免伤防脱

夏季指立夏至立秋，包括立夏、小满、芒种、夏至、小暑、大暑等六个节气。夏季是万物繁茂的季节，天气温度高，人体的新陈代谢过盛，汗液、皮脂腺分泌及各种新陈代谢都加速，加上汗水、皮脂、灰尘，以及头皮屑等结合后，容易滋生细菌并且产生异味，不但使人觉得不适，而且还会影响头皮的健康，此外，紫外线的强烈照射对头发的生长也不利。

夏季养发机理：清以洁发丝，调以促修复，养以免损伤。夏季主要清除发质灰尘和油脂，促进发根、发质在季节活力中更好的滋养和生长，避免炎热和紫外线损伤。

照理来说夏季是头发最茂盛的时候，但是一些人仍然无法摆脱脱发的苦恼，那是为什么呢？原来，对于头发来说，夏天的气候和环境会给其带来两大不利因素。其一夏天气温高，新陈代谢旺盛，汗液和皮脂的分泌加强。特别是汗液如果出得太多，如不注意头发的清洁，汗液将会刺激头皮，引起头皮瘙痒。如果为了止痒，用指甲拼命地抓挠时，会引起头皮破损和炎症，这样很容易引起脱发。其二夏季太阳照射加重，紫外线也明显增强。强烈的紫外线可使头皮细胞产生不同程度的充血、渗出等不良反应。

3. 秋季：补水滋润

秋季指立秋起立冬止，秋季包含了白露、秋分、寒露、霜降、立冬、小雪这六个节气。秋季是万物成熟的季节，阳气始敛，阴气渐长。气候干燥，秋季头发的生长速度自然变慢，汗液和皮脂的分泌减少，头发变得蓬松干燥，休止期的头发纷纷开始脱落。头发经过夏天强烈的紫外线、雨水和热气的折磨，到秋季，已经处于很疲劳的状态，急需水分和营养供给，秋天为四季中为头发进补的最佳时机。

秋季养发机理：清以洁发根，调以增水分，养以强根本。清除头皮发根、减少头皮屑，调理油脂补充水分，修复夏季发质伤害，通过全面的发根、发质保养，让头皮及发丝得到充足水分及油脂的滋润，从而使受损的发丝渐渐恢复，迎接寒冬的到来。

4. 冬季：通络调补

冬季是指立冬至立春，包括立冬、小雪、大雪、冬至、小寒、大寒六个节气。冬季是万物收藏的季节，阴寒盛极，阳气闭藏。气候寒冷，干燥，人体新陈代谢明显变慢，毛孔闭塞，汗腺、皮脂腺的分泌处于最低功能状态，头皮层血液回流由于寒冷而慢，微循环差，头发更加干燥无光泽，缺乏弹性，寒风对头发的健康生长不利。

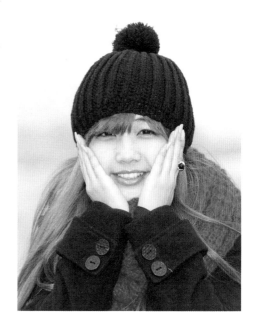

冬季养发机理：清以疏通路，调以补养分，养以利于藏。全面清洁发根、发干，疏通头发营养的输送通道，有效调理和补充头皮、发干的水分及营养，增加头皮毛囊积蓄养分，为头发的生长做储备！

九、提防这些伤发元素，保护头发

在生活中，有一些坏习惯、坏情绪对头发的伤害很大，例如吸烟喝酒、精神压抑、过度使用空调、头发闷热不通风等，只有远离这些伤发元素，才能更好的保护头发。

1. 远离烟酒

吸烟有百害而无一利。烟草的刺激会令毛细血管收缩，影响头发的生育和生长。所以，不管多忙多累，烟这个东西最好不要去碰它。大量饮酒也会导致脱发，尤其是辛辣的白酒，会使头发产生热气和湿气，损害毛囊。即使是啤酒、葡萄酒，毕竟也含有酒精成分，因此饮用应适量，每周至少应让肝脏"休息"两天。

2. 消除精神压抑感

在生活中，我们都会遇到挫折或经历不顺利的阶段，这时心情难免会比较灰色。但是，如果一个人的情绪总是处于一种不满意或压抑的状态，那么很容易出现问题。精神状态不稳定，每天焦虑不安会导致脱发，压抑的程度越深，脱发的速度也会越快。因此，平时可经常进行深呼吸、散步、做松弛体操等，可缓解精神压抑及精神疲劳。

3. 均衡饮食

含有丰富蛋白质的鱼类、大豆、鸡蛋、瘦肉等，以及含有丰富微量元素的海藻类、贝类，富含维生素 B_2、维生素 B_6 的菠菜、芦笋、香蕉、猪肝等，都对保护头发、延缓老化具有作用。蔬菜、大豆和粗粮代表着秀发最需要的两种营养素：维生素与蛋白质。蔬菜中富含的纤维素，能够促使肠道快速排除体内废物，净化血液；如果蔬菜摄入减少，容易引起便秘而"弄脏血液"，影响头发质量。粗粮中的维生素 B_6 也具有保护头发、减缓毛囊衰老退化的作用。辛辣的食物会刺激头皮，加重脱发，不宜多吃。

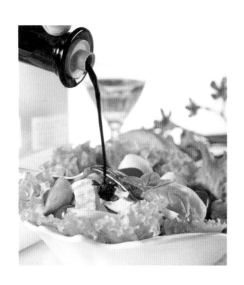

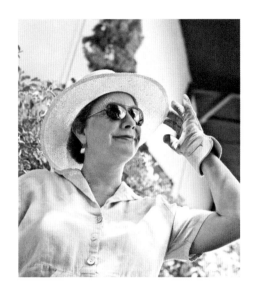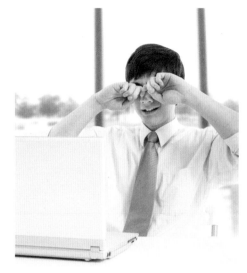

4. 使用空调要适宜

　　头发能够感知空气的温度和湿度，所以温湿度频繁变化会对头发产生不良影响。从空调中吹出来的湿气和冷风都可能成为脱发的原因，甚至会催生白发。在炎热的夏季和隆冬时节，开足马力猛吹空调，室内外温度和湿度差异过大，对身体和头发来说，都是不能适应的。使用空调，室内外的温差最多不要超过7℃，而且最好不要过长时间地使用空调，只图一时痛快是要付出代价的。

5. 注意帽子、头盔的通风

　　头发不耐闷热，那种紧紧扣在头上的帽子或头盔让底层的头发长时间得不到喘息，容易闷坏头发。尤其是发际处，受帽子或头盔压迫的毛孔肌肉容易松弛，引起脱发。所以，应保证帽子、头盔的通风，如垫上空心帽衬或增加小孔等，这样戴上去不会过于紧压头发，给头发留有透气的余地。不要长时间佩戴头盔，有机会就把它摘下来，让头发也松口气。

6. 提防电脑

　　长时间使用电脑的人容易脱发，原因是电脑操作需要注意力高度集中，时间太长会使大脑的兴奋度持续增高，相关的内分泌功能紊乱，毛囊容易被栓塞，使头发的营养供应出现障碍，最终导致头发脆性增加而脱落。如果你的工作离不开电脑，那么防止脱发的关键就在于科学用脑，一是在电脑前每工作半小时就应该休息一会儿，离开电脑屏幕，向远处眺望一会儿，转动一下头颈或者干脆闭目几分钟；二是不论工作有多紧张，也要保证每天7～8小时的睡眠时间，让大脑皮质的血液循环得到适当的调节。

十、活力瑜伽，让头发恢复活力

瑜伽可以加速身体废物的代谢、防止乳酸堆积、降低肌肉酸痛、减少心脏负担，因此也有助于改善日常出现的多种不适症状，促进身心和谐，缓解失眠、便秘等带来的痛苦，同时促进身体排毒，促进血液循环，预防脱发。

练习瑜伽的好处：

1 促进血液循环。氧气是人体细胞的生命之源，它可以治疗伤口，消灭细菌，同时亦可确保肌肉组织的强度与活力。血液则负责将氧气带向身体每个部分，而练习瑜伽可以提高心跳速度，从而加快带氧血液的循环，有助血液流向身体里经常被忽略的部位，例如关节、结连组织及体内器官等。而某些瑜伽姿势例如延展、扭转、后抑和收紧肌肉等，亦有发送信号功能，让身体传送血液至这些特定部分。气血的循环通畅，有助于头皮的新陈代谢，从而有利于预防脱发。

2 排毒。当练习大部分瑜伽课堂时，通常都会汗流浃背，此时体内毒素可借着皮肤排出体外，更可透过扭转和弯曲等姿势，按摩及刺激部分具排毒功能的器官，因此，定期练习瑜伽，有助排出体内毒素，从而有助于头发健康生长。

3 舒缓压力。压力过大通常会引起掉发、脱发，而定期练习瑜伽，可令身体和心灵重拾平静，同时有助改善免疫系统，从而舒缓压力，放松身心。

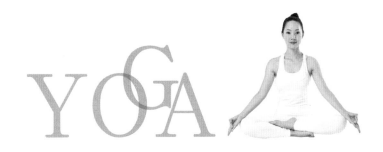

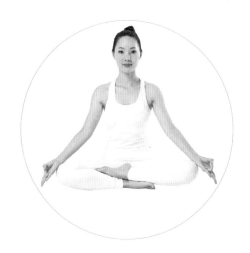

 在家练习瑜伽的注意事项:

1 练习瑜伽应空腹,饭后 2~3 小时,饮水后 20 分钟,半小时后沐浴。

2 练习瑜伽穿着舒适宽松的衣服,最好赤脚练习,以免脚下打滑。

3 不要在床上或地上练习,瑜伽垫软硬适中。

4 应保持环境的整洁,空气清新。

5 去除身体上的一切束缚,如腕表、腰带等。

6 除非有特殊说明,请用鼻子呼吸,并保持自然顺畅的呼吸,不要屏气。

7 应先热身后再进行体位法的练习。

8 在做每个体位时,做到自己的极限,不要勉强,不要和别人攀比。如果感到不适,请立即停下,放松休息。

9 练习完 1 小时后再进食(半小时后可进适量流食)。

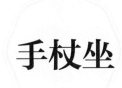

手杖坐

注意事项：

练习此式时，身体在放松中有意识地控制各个部位肌肉的活动，双腿紧压，将大腿前侧肌肉收紧，感觉腿部后侧肌肉被拉长、贴紧地面。

1 双腿伸直平坐在垫子上，双手放于体侧保持身体平衡。吸气，坐骨紧压地面，向头顶的方向伸展脊椎。轻轻地将手掌向下压，感觉肩部向下降。

2 呼气，伸展背部，双手离开地面，在胸前合十。手肘放平，挺胸，拉长后颈部，打开锁骨，向上收腹，调整呼吸。

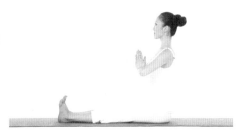

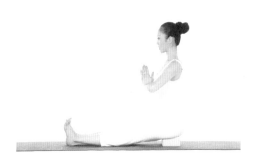

简易式： 如果感到膝盖窝拉伸得很厉害，或者背部僵硬、相关部位有外伤，可以坐在一块瑜伽砖或者厚实的垫子上来练习这个姿势，通过整个脊椎的拉伸来保持背部的挺直。

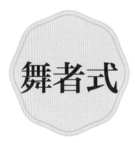

舞者式

注意事项：

练习整个过程中，撑地的脚一定要保持好身体的平衡。脚趾、五指张开，紧紧抓住地面，腿部膝盖平伸，以免失去平衡摔倒。

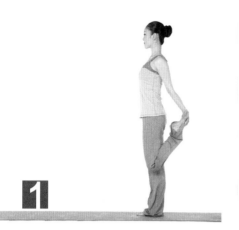

1

山式站立。面朝前方，左腿往后弯起，左手抓住左脚内侧，帮助左脚跟接近臀部。

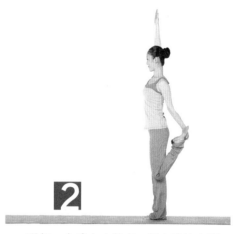

2

吸气，右臂向上伸直，用左手拉左脚，使左脚向后与右膝平行。

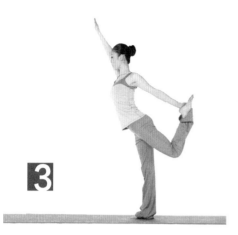

3

呼气，上半身慢慢向前倾，左腿向后伸，胸腔朝前打开。

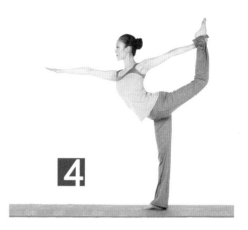

4

再次呼气时，上半身继续向下弯曲，左腿向上伸展，右臂向前伸直，保持5～8个呼吸的时间。收回身体，换边练习。

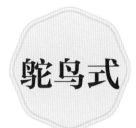

鸵鸟式

注意事项：

练习过程中，一定要保持身体平衡，脚掌稳稳地踩在地面上，以免前倾过度引起身体受伤。另外，上身前倾时，伸直的腿部会感到强烈的拉伸力，一定不能弯曲膝盖来减轻压力。

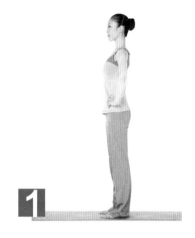

脚掌平行以正位站立，双脚打开约一个肩宽，手臂叉腰，手肘稍朝外打开。

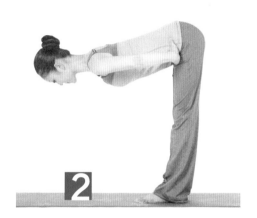

呼气，上半身慢慢下弯，靠近双腿。

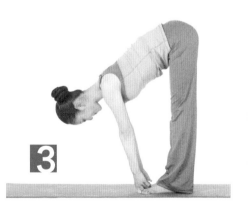

缓慢吸气，手握住大脚趾，头往前伸，收缩腹部肌肉。

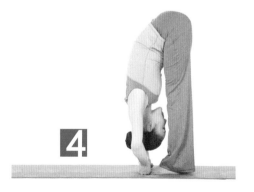

缓慢呼气，臀部上提，身体向腿部靠拢，头部下垂，肘部弯曲往外突出，缓慢进行 5 次喉呼吸。

三角伸展式

注意事项：
练习此体式时，应力求使体位达到完美的端正，让前脚跟正对后足弓，两侧肩膀位于腿部的正上方，身体的侧面处在一个平面上。

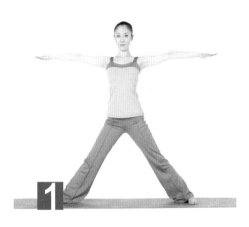

站姿，两腿分开大约两个肩宽，手臂侧平举。

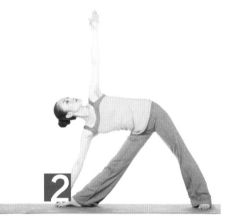

右脚外转90度，左脚微微内转，呼气，身体从腰部向右侧弯曲。右手抓住右脚大脚趾。

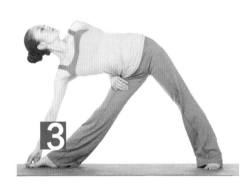

左手绕过后背，左手掌扶在右腿根部，头部左转，目视上方，保持3个呼吸的时间。恢复站姿，换边练习。

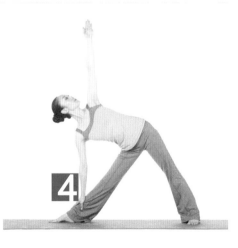

简易式：初学者和腰腿韧性不够的练习者，下落的手臂可能触不到脚趾，这时可将手臂放在同侧小腿胫骨或膝盖上。

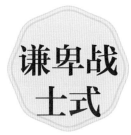

谦卑战士式

注意事项：
练习时，一定要注意保持好身体的平衡，做深长的呼吸来配合身体的动作。患有低血压的练习者不应练习此式。

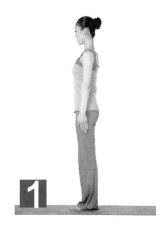

1 山式站立，双脚平行分开与肩同宽，双手自然下垂。

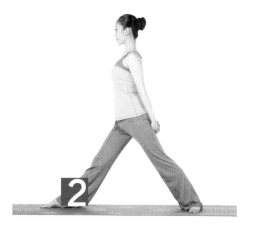

2 右腿向前迈出一大步，左脚以脚跟为轴，向左转动90度。双手交叉于体后，双肩打开。

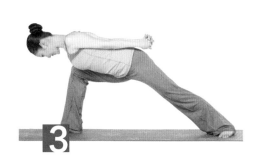

3 呼气，右膝盖曲，身体有控制地前倾，直至上身与右腿重叠。

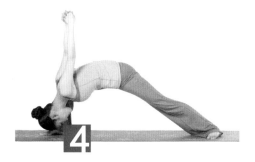

4 再次呼气时，身体进一步前曲，额头尽量靠近地面，手臂向上伸展，保持5～8个呼吸的时间。恢复站姿，换边练习。

树式

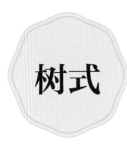

注意事项：

练习此式时，要循序渐进，千万不能操之过急，容易出现的问题是抬高的那条腿无法打开髋部、脊柱弯曲，这些都有可能使人失去身体平衡，受到伤害。

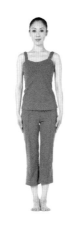

1 挺直腰背站立，双腿并拢，双手放在身体两侧，肩膀微微打开、放平，眼睛看向前方。

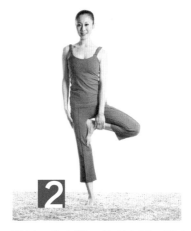

2 吸气，曲左膝，抬高左腿，重心转移到右脚，左手帮助左脚跟放置在右腿根部，靠近会阴处，身体伸直，呼气。

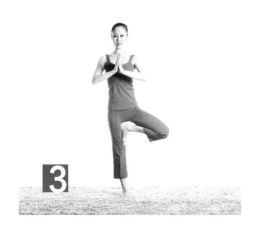

3 挺直腰背，稳定身体，吸气，双臂抬起在胸前合十；左腿膝盖朝外打开，脚心抵住右大腿内侧，保持姿势。

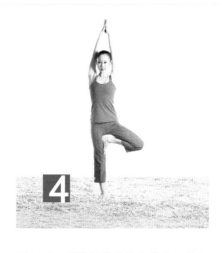

4 呼气时，双臂沿着身体中线向上抬起，推举过头，上臂夹于耳后，伸直双臂，停留保持5～8个呼吸的时间，换边练习。

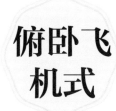

俯卧飞机式

注意事项：

练习此式时，要注意身体的平衡，将髋部、肩部都保持在左右平衡的状态，不要一高一低，感觉身体向两边伸展。同时，还需要在呼吸上加以控制，呼气时，浅而轻，吸气时，深而有力。

1 俯卧，双手臂前伸，双腿并拢伸直，额头贴地。吸气，伸直双臂，掌心撑地，头部带动肩部和胸部上抬。

2 再次吸气，左手保持姿势不动，右手上抬，左脚慢慢伸直举起，保持2 ~ 3个呼吸的时间。

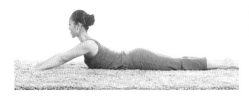

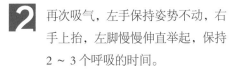

3 吸气，继续抬高右手和左腿，注意肩部放平，左侧髋部压低，不要上抬。眼睛看向右手指尖的方向。呼气，收回右手和左腿，吸气，换边练习。

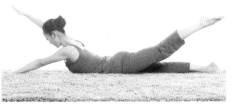

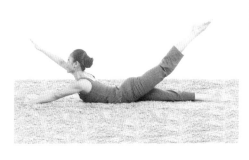

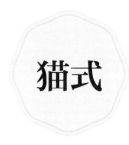

猫式

注意事项：
练习这个体式时，注意肩部不要耸起，以免颈椎、脊椎得不到充分的伸展；同时，身体也得不到充分的放松，反而可能增加肩颈压力，造成肩颈疲劳与酸痛。

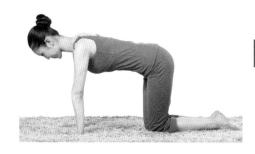

1 四足跪姿，双膝微微分开；臀部收紧，大腿绷直，与地面保持垂直；双臂伸直撑地，与地面垂直。

2 吸气，慢慢地将盆骨翘高，腰部向下压，使背部脊椎呈曲线状；肩膀下垂，便于脊椎的伸展；头部慢慢抬起，注视斜上方眼望前方，不要过分把头抬高，保持 3 ~ 5 个呼吸的时间。

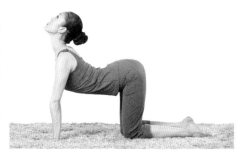

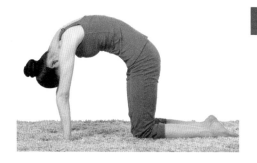

3 呼气，腹部收紧，慢慢将背部向上拱起，带动脸向下方，注视大腿的位置，感受背部的伸展，保持 3 ~ 5 个呼吸的时间。

十一、有问必答

1. 为什么梳辫子也要讲科学？

正常情况下不要把辫子扎得太紧，太紧就必然使头发受到强力地牵拉，由于长期牵拉，使毛囊供血受到影响而发生牵引性秃发，头发因脱落而变稀。由于同样的道理，梳发髻时，也不能梳得过紧，以免发生头发损伤而脱发。

辫子梳得太紧还可能引起管型发。主要症状是头发上发生白色半透明的角质套，约有几个毫米长，套在头发上，并能沿着头发上下滑动。这种病虽然不造成脱发，但很不雅观。不再梳辫子或梳松散的辫子后，这种白色角质套就不再出现。

辫子不宜留得太长。头发太长易脏，洗头发时揉搓时间长，梳理时费力，头发外面的保护层毛小皮受损伤机会增多，头发末梢容易裂开分叉。

2. 用什么水清洗头发最合适？

洗头离不开水，而水有淡水、咸水、硬水、软水之分，洗发用水应该是水质清洁的淡水、软水，当然，有条件时可以用雨水、雪水，这种水能充分发挥洗发剂的作用。

江河水、井水和泉水属于硬水，因其含有的矿物质（如钙盐、镁盐）较多，不宜用于洗发。使用这些水洗发，一是会刺激柔软的头部皮肤；二是会与洗发剂中的脂肪酸发生化学反应，产生不溶性的沉淀，妨碍洗发剂气泡沫；三是产生的沉淀物附着在头发和头皮表面，会堵塞毛孔，皮脂腺及汗腺，刺激、损伤头发，影响头发生长，并使人感觉不舒服。如果受条件所限，不得不使用硬水洗头，可以将硬水加温，使矿物质沉淀、水质变软后再使用，硬水软化的另一种方法是在水中加入1%六甲磷酸钠，该物质可与钙盐、镁盐反应，生成可溶性的复合物，甚至会溶解已形成的钙、镁沉淀物。此外，还可将硬水煮沸、蒸馏，从而获得"软化"的蒸馏水，再用来洗发。

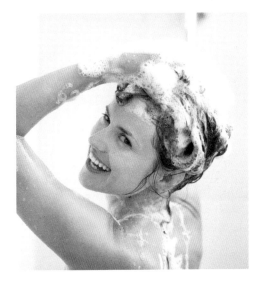

3. 每天洗发好不好？

头发每天分泌的脂膜有滋润头皮及头发的功效，皮脂中的脂肪酸有抑制细菌生长等作用。头皮的代谢产物为头屑，头皮及头发上的皮脂、汗液、头屑与空气中的尘土、细菌等混合在一起，就形成污垢。头发上的污垢太多，会影响皮脂分泌，妨碍头发的营养吸收和生长，严重时会导致头发干燥和脱落。头发可滋润发根，洗发过于频繁会将头皮的脂膜层洗去，从而影响脂膜层的功效，因此要避免过频、不当地洗发，而要科学地洗发。

洗多少次发并没有标准：在实际生活中，间隔多长时间清洗一次头发并没有什么标准。头发应常洗，一般每周4~7次。油性头发者可1~2天洗发一次，干性头发者宜2~4天洗发一次。

四季会有所差异：在春、夏两季，头发的分泌物增多，洗发的间隔时间宜短些，可1~2天洗发1次；在秋、冬两季，洗发间隔时间可略长些。对油性头发者，在夏季可每天洗发1次，冬季每周2次，春秋季隔日洗1次。

长发女性洗发要更勤：由于女性头发长，尘埃等易附着在头发上，因此洗发间隔时间可略短一些。

4. 洗头有哪些注意事项？

1	洗发是为了保持头皮、头发的卫生及健康，切不可以热水烫洗、用力搔抓以达到洗头止痒的目的。要知道，头发瘙痒意味着头皮、头发可能有某种疾病，热水烫洗及搔抓的结果将使病情加重。
2	洗发结束后用毛巾擦干头发，可先用大毛巾的一半把头发上全部水分吸干；再用另一半毛巾将后脑部吸干，如此便能将大部分水分去掉，其后再利用自然微风，稍吹一段时间，就可使头发完全干燥。毛巾以麻布或纯棉布效果最理想。不要用粗糙的毛巾使劲地搓干或拧干，因为头发在潮湿的情况下，其强度明显降低、容易拉断。
3	清代曹庭栋在《养生随笔》一书中说："养生家言，当风而沐，恐患头风。"意思是说，迎风洗头，容易得头风症。如果晚上洗发，未干入睡，容易潜生他病。一般来说，临睡前最好不要洗发，如果要洗，也应用干毛巾擦干，然后再用电吹风将头发吹至全干后再睡觉。

4	有人认为电吹风温度过热，对头发的伤害特别大，还不如用毛巾擦去水分后自然晾干。其实这种观点是不对的，头发经过清洗，毛鳞片都张开了，这时候如果使用粗糙的毛巾使劲擦拭，比电吹风高温的伤害更大，会直接导致头发干燥易断。使用电吹风时，注意快速吹干头发，让电吹风与头发保持 10~15 厘米的距离，将头发吹至半干即可。
5	经期应避免用冷水洗头。女性月经来潮时，盆腔处于充血状态，因此流到身体其他处的血流就会相对少一些，如果这时用凉水或温度过低的水洗头，会使头皮上的血管收缩、血流量减少，导致血液循环不畅。因此，女性生理期应特别注意保暖，避免用过低温度的水洗发，而应用稍热的水洗，洗发完后立刻用电风吹吹至全干，以免引起风寒，造成血液凝结成块。

5. 佩戴假发时应如何注意保护头发？洗头有哪些注意事项

佩戴假发后，由于头上就像戴了顶厚帽子，使头部发热，而热是一种催化剂，能促使头皮新陈代谢加快。因此，头皮就容易冒汗，并分泌出较多的油脂，头发变得较为油腻。有头发屑增多趋势的人，戴假发则会使症状更严重。

所以，佩戴假发者每晚最好洗一次头，清除头上的油腻、污垢，以保护头发的清洁、卫生。

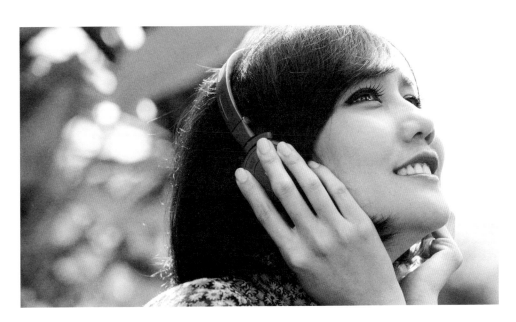

6. 如何运用推拿手法促进头发生长？

中医学认为，斑秃的发生与肝肾两脏有关，肝藏血、肾藏精，头发生长依赖精和血，故有"发为血之余"之说，如果肝藏血功能不足，或肾虚精少、精不生血，都会造成头发脱落。根据这一中医理论学说，运用推拿疗法可以补肝益肾、生精活血，使发自长而光泽。按摩方法如下：

1 操作者用双手拇指指腹按压患者脊柱两侧的肝俞穴，即第9胸椎棘突下旁开1.5寸（注：本书中的"寸"，系指针灸学上的骨度分寸，下同），让患者感到该穴位有些酸胀，然后操作者腕部放松，用前臂做主动摆动，带动腕部和掌指做顺时针揉动100次，手法要轻柔缓和。接着用相同方法按揉肾俞穴，即第2腰椎棘突下旁开1.5寸。

2 用右手拇指指腹按压血海穴，即右下肢髌骨内上角上2寸，患者感到酸胀时做顺时针揉动20次。然后用左手拇指指腹按压左侧血海穴，方法相同。

3 用右手拇指指腹按压右三阴交穴，即右下肢内踝上3寸，患者感到酸胀时做顺时针揉动20次。然后用左手拇指指腹按压左侧三阴交穴，方法相同。

4 用右手中指指腹按揉头顶正中百会穴，感到酸胀时做顺时针揉动20次，

5 用双手中指指腹按压枕骨粗隆直下凹陷与乳突之间的风池穴，感到酸胀时做顺时针揉动20次。

综上所诉

除上述推拿手法治疗外，还可配合生姜轻搽脱发部，每日2~3次。要保持精神状态乐观，睡眠充足，适当选用补肾养血、疏肝解郁的中成药，如养血安神糖浆、杞菊地黄丸等。一般经过2个月的治疗和调理，原先光秃秃的头皮上就会重新长出乌黑的头发。

7. 怎样练习"乌发固脱法"治疗脱发？

"乌发固脱法"属按摩疗法范畴，经常施本操练能纠正神经功能失调，促进头发血液循环及毛皮的营养吸收，使头发乌黑发亮、免于脱落，对斑秃、男性型秃发等有良好的疗效。本法可以由专业人员对脱发患者进行治疗，也可以由脱发患者自己练习，具体练习方法如下：

1 仰卧，专业人员用拇指用力按揉患者两小腿的三阴交穴（位于内踝上3寸，胫骨的后缘），以局部有较强的酸胀感为宜，持续30秒。

2 仰卧，专业人员用手掌推患者双下肢的大腿内侧和小腿内侧。推时由下往上，先从内踝推至内膝，反复若干次，以有热感为宜；再从内膝推至大腿根部，反复多次直至局部发热为止。

3 正坐，专业人员站在患者前外侧，一手扶患者头后，另一手用4个指头在其头顶及两侧由前往后做梳头动作，梳时4个指头的指甲最好刮着头发，但不宜太重，时间约60秒。

4 正坐，专业人员一手扶患者头部，另一手用手掌搓揉其头发，着重搓揉脱发部位，力量适度，以局部发热为佳。

5 正坐，专业人员一手按压患者头顶，另一手以拇指按住患者颈部一侧风池穴，中指按压住另一侧风池穴之间的筋肉，做一紧一松的提捏动作，并逐渐向下移至大椎穴两侧。如此上下往返，力度以轻快柔和为宜。

6 正坐，专业人员五指分开，并微屈手指成弧形，以五指指腹分别着力于患者脱发部位的周围，做一紧一松的抓握按压动作（手抓圆球状），并逐渐向周围移动，约60秒。

7 擦涌泉，即用一侧手小鱼际摩擦两足底的涌泉穴（位于足底中，足趾向下弯曲时呈凹陷处），以有热感深透入内为宜。

8. 哪些严重急性传染病可引起暂时性脱发？

伤寒、流脑、猩红热、重症流感及肺炎等许多疾病，由于伴有高热，如体温较长时间升高，达39.8℃以上，毛囊就会受到营养匮乏的影响，造成热病后脱发。其脱发快则不到1周，慢者会在2个月内出现。

脱发表现：感染性疾病时血液的变化，毛乳头势必受到影响。而高热后的抑郁症也会加重头发脱落。患者的头发往往表现干燥，失去光泽。用手抓或梳头时头发可大批脱落。有些患者患病时并不脱发，而到康复时或康复后才开始脱发。这些全身性疾病的患者要待新发代替旧发后，脱发才会逐渐停止。

9. 贫血会引起脱发吗？

铁元素是制造血红蛋白的重要原料，人体一旦缺铁，就会导致血红蛋白产量减少，红细胞数量也减少，这就是缺铁性贫血。当人患缺铁性贫血时，血液中红细胞携氧能力就下降，运送到身体各部位的氧量就减少。而人头发毛囊细胞是十分喜欢氧的，一旦缺氧，毛发的生长就会受到影响。

脱发表现：缺铁性贫血时，患者可表现为头发干燥、脱发、皮肤苍白、头晕、乏力、呼吸短促等，有时脱发甚至可能是贫血的唯一症状。贫血引起的脱发与男性脱发较为相似，可表现为整个头发稀疏。

10. 为什么摄取维生素A过多也会使人脱发？

一般认为，维生素A的用量不宜长期超过每日5万单位。过量摄取维生素A，会使上皮细胞核分裂增加及角化不全。

急性维生素A中毒：常在过量摄取维生素A数小时后发生，表现为恶心、呕吐、头痛、头晕，渐渐出现皮肤大量脱屑。

慢性维生素A中毒：可在每日摄取维生素A5万单位以上或更大剂量，连续应用数月后发生。表现为皮肤干燥、粗糙、增厚，口唇干裂，皮肤色素沉着，头发、毳毛、眉毛及睫毛脱落，还有贫血、全身乏力、体重减轻、骨痛及肝、脾大等。患者血中维生素A浓度明显增高。

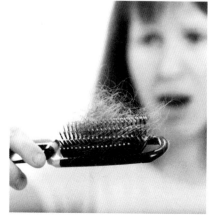

治疗方法：过量摄取维生素A引起脱发的治疗方法为，合理服用维生素A。停服维生素A后，症状便逐渐消失，头发可恢复正常。

11. 男性型秃发与胡须、眉毛浓密有关吗?

当今世人如此关心头发、眉毛和胡子,完全是出于美容的需要。无论男女,毛发的多少、分布部位和方式、颜色与质地,只要是与众不同,都会引起烦恼。其实,正常的标准是相对的,成年男子长胡子是正常的,在女子则属异常;在前胸和肢体长出又黑、又粗的体毛,在我国看来已属多毛症,但这在西方民族则可能是司空见惯的普遍现象。

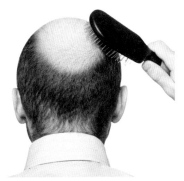

胡须、眉毛、头发同属于人的体毛,头发、眉毛的生长不依赖雄激素的作用,在青春期以前可以充分发育到高峰。而人长胡子则和阴毛、腋毛一样是由于雄激素作用的结果,青年男性进入青春期后,第二性征开始表现出来,长胡须是第二性征的表现之一,40岁时达高峰,到老年又逐渐减少。

调查发现:国外有人调查发现,胸毛越浓密,秃发发病率越高,病情越重。汉族人胸毛不明显。可汉族人中胡须浓密者发生秃发的病例较多,胡须密度与毛发密度呈负相关。据调查,胡须由稀少到浓密,男性型秃发的患病率从 19.5% 上升到 82.5%。与胡须的情况相反,眉毛越浓,越不易秃发,其机制尚不明确。

12. 为什么生发药物对有些人无效?

以前人们用生姜、大蒜擦头皮,用鹅粪、猴粪、公牛尿洗头或服首乌冲剂等来生发,以后各种促使毛发再生的生发精、生发药品相继问世,近来美国医生根据针灸理论发明用脉冲电场刺激毛皮再生源——"干细胞"区域,给秃发者带来又一"福音"。但不少患者有一共同的疑惑:为什么很多生发良方妙法却难以解除自己的脱发之苦?

专家认为:无论是先进的物理疗法,还是各种防治秃发的中西医药,都必须在毛发干细胞存在且能发挥作用的先决条件下,才能见效。即所谓"皮之不存、毛将焉附",这是很浅显的道理。而患者要想检测毛囊或干细胞是否存在,必须要切块头皮,做个病理切片检查。这在国内少有开展,故秃发者中有相当一部分毛囊缺损、毁坏者不能明确诊断、对症下药,使他们一直无法解除苦恼。

找准病因,对症下药:控制生发的原因很多,机制复杂,每个人秃发的原因也有差异,如遗传、疾病、情绪、饮食、环境、年龄、脱发时间长短等因素都可影响到生发效果。生发的方法也很多,但哪种最好,却并不是绝对的,患者必须根据自己的病情、症状,由医生指导选用适合的药物,不要陷入盲目迷信江湖庸医的"秘方""验方"及某种疗法的误区。

13. 老年衰老性脱发是怎样的？

《黄帝内经·素问》中说："女人七岁，肾气盛，齿更发长……四七，筋骨坚，发长极，身体盛壮；五七，阳明脉衰，而始衰、发始堕；六七，三阳脉衰于上，而皆焦，发始白。""丈夫八岁，肾气充……五八，肾气衰，发堕齿槁……八八齿发去。"指出了人的一生中，发始长、长极、始堕、始白的大体时间和原因，揭示了头发生长、衰落与人体全身状况，特别是头发生长与肾气、阳明经、三阳经的密切联系，是关于头发生理的最早论述，也是头发兴衰的一般规律。

正像长生不老不大现实一样，青春、健美的头发始终有不保；中年之后，正常人就会有少量脱发现象。一般顶部头发更易脱落，且男性比女性更多，所以对于 55～65 岁的中老年人来说，秃顶是正常的生理现象。

对于女性来说，整个成年期，都要经历一样普遍的分布均匀的头发稍稍变得稀疏的过程，在特定的生理时期，如行经、妊娠、生产和绝经等都会出现过多的脱发。

更年期脱发：生物学上的更年期，是指由于生育的结束而引起的女性体内的生理变化，女性更年期可能开始于 37 岁，甚至更早，也可能迟到 57 岁才开始，难以预料，平均年龄约 47 岁。当然，从广义上说，更年期这俗语也适用于男性，男女大都在同一时期进入衰退期。

更年期是产生激素的性腺（卵巢、睾丸）功能发生变化，导致激素平衡发生紊乱。许多女性随着卵巢功能的逐渐停止，会产生一种类似男性型秃发的头发脱落，这是由于激素平衡暂时转变为雄激素较多所引起的。更年期越短，就会发现脱发较快；而对于更年期较长的女性来说，脱发的进程将会比较缓慢。更年期结束后，女性的身体将逐渐得新的激素平衡，脱发可能将有所恢复，但并非所有脱落的头发都会重新长出来。

头发兴衰，因人而异：头发兴衰有一规律，只是不同的人因体质、疾病、养生等情况不同，在头发兴衰年龄上也有一定的差异。目前，由于人们生活水平的提高、保健养生方法的普及等，人类平均寿命明显延长，须发的衰落也必然随之后延。

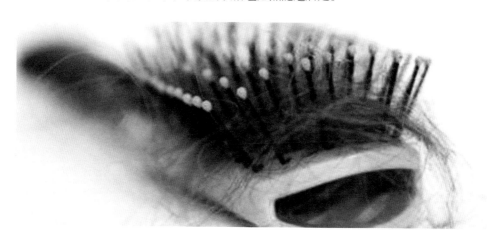

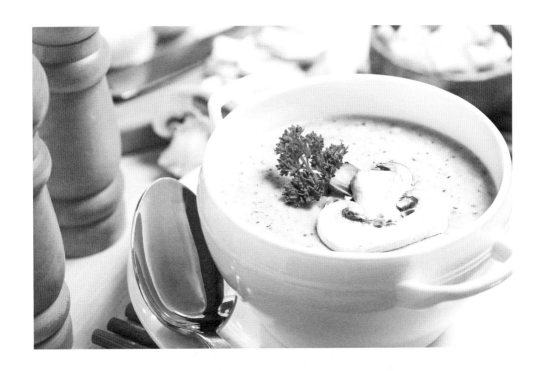

14. 哪些食物可以滋养头发?

头发浓密、乌黑、有光泽,表明头发的营养状况良好;反之,头发稀疏、枯黄、无光泽,则说明头发的营养欠佳。头发的生长除了需要足够的蛋白质外,还需要一定量的碘和各种维生素及微量元素等。因此,要保证头发的营养,应多吃富含这些营养物质的食物。

富含蛋白质的食物:包括豆制品、奶制品、鱼类、肉类、蛋类等。这些食物经胃肠的消化吸收,可形成各种氨基酸,进入血液后,由发根部吸收。每天摄取足够的蛋白质,可促进头发生长,润泽秀发。

富含碘及微量元素的食物:含碘的海带、紫菜,含钙、铁、钾的海藻类食物,含铜的动物肝脏、粗粮、坚果、大豆、马铃薯、蘑菇、苹果等,含铁的各种瘦肉、蛋黄、木耳、蘑菇等,富含碱性无机盐(钙、镁、钠、钾等)的绿色蔬菜。这些食物中含有的营养元素可保持头发的健康,使头发乌黑亮泽。

富含维生素的食物:含维生素 A 的胡萝卜、菠菜、莴笋叶、杏仁、核仁、芒果等,含B 族维生素的新鲜蔬果、全谷类食物、大豆、麦芽、大米、啤酒酵母等,含维生素 C 的柑橘、猕猴桃、草莓、鲜枣、菠菜等,含维生素 D 的牛奶、动物肝脏、鱼肝油,含维生素 E 的糙米、花生等。这些食物中富含的各种维生素可促进头皮新陈代谢、活化微血管壁,是营养头发的必需品。

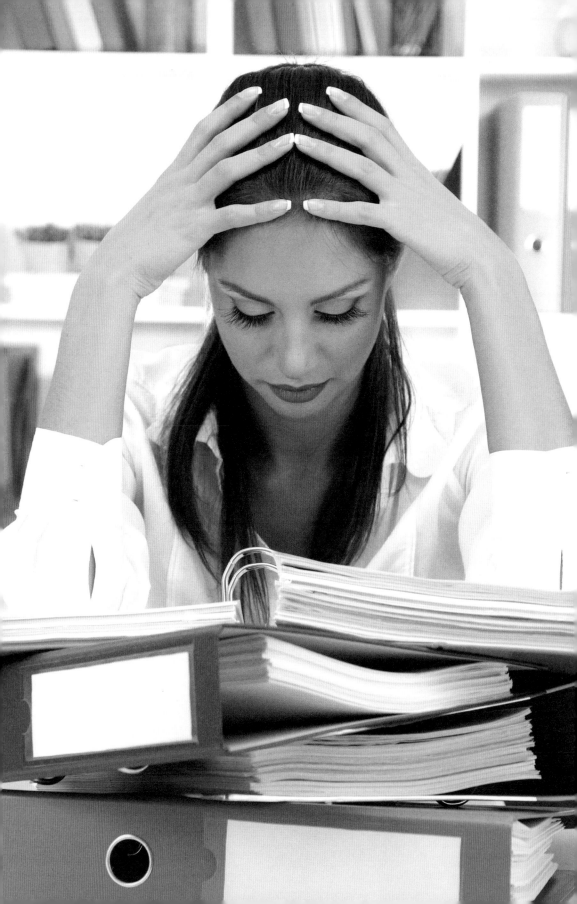

脂溢性脱发，找准病因巧护理

脱脂性脱发又称早秃、顶秃等。它是在皮脂溢出的基础上引起的一种脱发，多发生于成年男性，但近些年来女性患者人数有增加的趋势。脂溢性脱发分两类：干性脂溢性脱发和湿性脂溢性脱发。

一、脂溢性脱发的原因、表现及用药

1. 引起脱发的原因

导致脂溢性脱发最直接的原因在于脂溢性皮炎，皮肤中有些成分如油酸、亚油酸、角鲨烯等过量对毛囊有不良反应，导致毛发中毒、枯萎、脱落。实验证明，将含有这些成分的油脂涂到动物皮毛上就会引起皮毛的大量脱落。脂溢性脱发与脂溢性皮炎有直接关联的证据之一是，人体皮脂分泌与气温高低有关，气温越高皮脂分泌越多。故在夏秋高温季节脂溢性脱发就特别严重，在冬春季症状会轻一点。

脂溢性脱发属于中医学"蛀发癣"或"虫蛀脱发"的范畴，中医学认为本病初期往往以血热风燥为主，病久不愈，则可出现血热风燥之症。此外，脾胃虚热、循经上逆也可导致本病的发生。另外，脂溢性脱发与头发结构、遗传、年龄、环境等因素也有一定的关系。

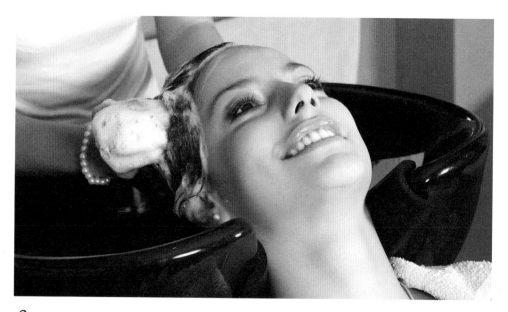

2. 脱发的具体表现

患者以 20 ~ 30 岁的青壮年男性居多，往往有脂溢性脱发家族史。女性也可发生，但较为少见。病程缓慢，发展、范围、程度常因人而异，时好时坏，可持续多年不变，也可短短数年达到老年脱发程度。

脱发常从前额两侧开始，逐渐向头顶部延伸，头发逐渐变得稀少纤细，柔软无力，失去光泽。前发际线从两侧后退，形成俗称的高额。也有部分患者从头顶开始脱发。本病常发生于头部，胡须及其他毛发不受侵犯。通常在皮脂溢出的基础上发生脱发。

干 性：症状是整个头发不断产生干燥的小鳞屑，呈糠秕状，易于脱落。脱屑后皮肤轻度潮红，伴有脱皮。

湿 性：成片状油腻性黄色鳞屑痂，有渗液。头皮瘙痒，胸闷、口苦、食欲不振，大便秘结，小便短赤，头发逐渐细软、稀疏、脱落。病程较长，易反复发作。

3. 用药原则

西 药：以减少油脂、促进头发生长的药物为主。口服药物有维生素 B_6、半胱氨酸、维 A 酸等，还可以外用米诺地尔和维 A 酸擦敷头皮，可以减少脱发，促进毛发再生。

中 药：以凉血、润燥、健脾、利湿为主要治疗原则，如养血生发胶囊、除脂生发片等。

注意：务必在医生观察指导下用药。

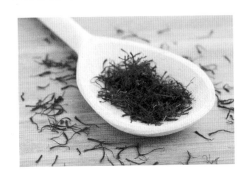 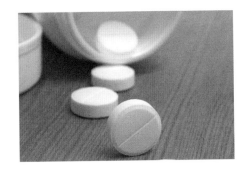

二、推荐食材及食谱

推荐理由

胡萝卜中的维生素 A 对于促进头发的生长发育起着重要作用。

建议用量

50 ～ 100 克

食用叮咛

不宜过量食用，大量摄入胡萝卜素会令皮肤变成橙黄色。

胡萝卜

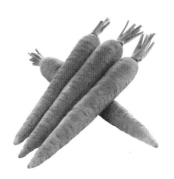

紫菜胡萝卜饭

🌙 **材 料：** 去皮胡萝卜 60 克，去皮白萝卜 55
克，水发大米 95 克，紫菜碎 15 克

🍲 **做 法：**

1. 洗净去皮的胡萝卜切丁；洗净去皮的白萝卜切丁。

2. 砂锅中注水烧开，倒入大米、白萝卜丁、胡萝卜丁，拌匀，煮至食材熟软。

3. 倒入紫菜碎，搅匀，焖 5 分钟至紫菜味香浓，将煮好的紫菜萝卜饭装碗即可。

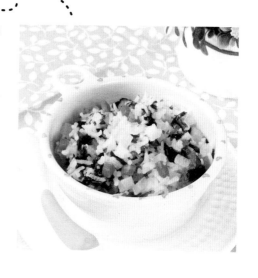

胡萝卜牛尾汤

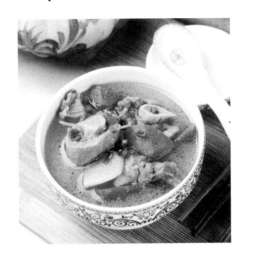

🦪 **材料：** 牛尾段 300 克，去皮胡萝卜 150 克，
　　　　姜片、葱花各少许

🔪 **调料：** 料酒 5 毫升，盐 2 克，鸡粉 2 克，
　　　　白胡椒粉 2 克

🍲 **做法：**

1. 洗净去皮的胡萝卜切滚刀块；沸水锅中放入
   牛尾段，余去血水和杂物，捞出。

2. 砂锅中注水烧开，放入牛尾段、料酒、姜片，
   拌匀，煲煮至牛尾段变软。

3. 倒入胡萝卜块，煮至熟软，加入盐、鸡粉、
   白胡椒粉，搅匀，盛入碗中，撒上葱花即可。

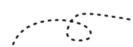

爽口胡萝卜芹菜汁

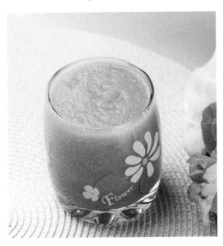

🦪 **材料：** 胡萝卜 120 克，包菜 100 克，芹菜
　　　　80 克，柠檬 80 克，矿泉水 200 毫升

🍲 **做法：**

1. 包菜洗净切成小块；芹菜洗净切粒；胡萝卜
   洗净去皮，切成丁。

2. 锅中注入适量清水烧开，倒入包菜，拌匀，
   煮至软，捞出，沥干水分。

3. 取榨汁机，选择搅拌刀座组合，倒入包菜、
   胡萝卜、芹菜、矿泉水，榨取蔬菜汁，倒入
   杯中，再挤入柠檬汁，搅拌均匀即可。

白菜梗拌胡萝卜丝

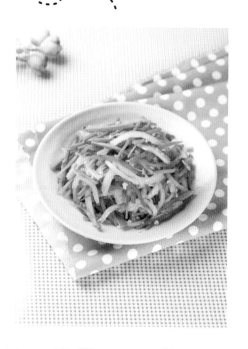

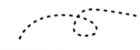 **材　料：** 白菜梗 120 克，胡萝卜 200 克，青椒 35 克，蒜末、葱花各少许

调料： 盐 3 克，鸡粉 2 克，生抽 3 毫升，陈醋 6 毫升，芝麻油适量

做法：

1. 白菜梗洗净切粗丝；胡萝卜洗净去皮切细丝；青椒去子，切成丝。

2. 锅中注入清水烧开，加入 1 克盐、胡萝卜丝，搅匀，煮约 1 分钟，放入白菜梗、青椒、拌匀，煮至全部食材断生后捞出，沥干水分。

3. 把焯煮好的食材装入碗中，加入 2 克盐、鸡粉、生抽、陈醋、芝麻油、蒜末、葱花，拌至食材入味，取盘子，盛入拌好的材料即成。

粉蒸胡萝卜丝

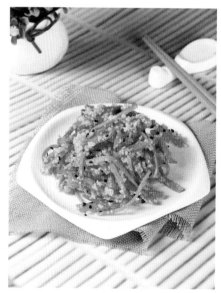

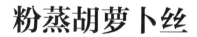 **材　料：** 胡萝卜 300 克，蒸肉米粉 80 克，黑芝麻 10 克，蒜末、葱花各少许

调料： 盐 2 克，芝麻油 5 毫升

做法：

1. 洗净去皮的胡萝卜切丝，待用。

2. 取一个碗，倒入胡萝卜丝，加入盐、蒸肉米粉，搅拌片刻，装入蒸盘中。

3. 蒸锅上火烧开，放入蒸盘，盖上锅盖，蒸 5 分钟至入味，取出；将蒸好的胡萝卜丝倒入碗中，加入蒜末、葱花、黑芝麻、芝麻油，搅匀，装入盘中即可。

胡萝卜炒口蘑

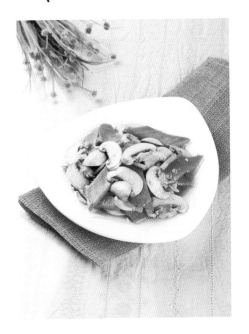

🧄 **材料：** 胡萝卜 120 克，口蘑 100 克，姜片、
    蒜末、葱段各少许

🔪 **调料：** 盐、鸡粉各 2 克，料酒 3 毫升，生
    抽 4 毫升，水淀粉、食用油各适量

🍲 **做法：**

1. 将洗净的口蘑切成片；洗净去皮的胡萝卜切
   成片。

2. 锅中注水烧开，放入 1 克盐、食用油、胡萝
   卜片，搅拌，煮约半分钟，再放入口蘑，拌
   匀，煮至全部食材断生，捞出，沥干水分。

3. 姜片、蒜末、葱段下油锅爆香，倒入焯过的
   食材，炒匀，加入料酒、生抽、1 克盐、鸡粉，
   炒至食材入味，倒入水淀粉，炒匀即成。

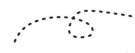

烤胡萝卜马蹄

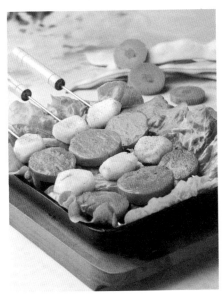

🧄 **材料：** 马蹄肉 100 克，胡萝卜片 100 克

🔪 **调料：** 盐少许，烧烤粉 5 克，食用油适量

🍲 **做法：**

1. 将胡萝卜片、马蹄肉交错地穿到烧烤针上，
   备用。

2. 将穿好的烤串放在烧烤架上，两面均刷上食
   用油，烤 3 分钟至变色，翻面，撒上盐、2
   克烧烤粉。

3. 再翻面，撒上盐、3 克烧烤粉，将没有烤过
   的一面用中火烤 3 分钟至变色，再刷上食用
   油，继续烤 1 分钟，把烤好的食材装入盘中
   即可。

菠菜

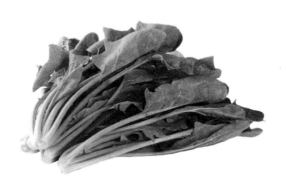

菠菜富含维生素 A、维生素 B$_2$、维生素 C，还富含铁，它们对调节脂肪及脂肪酸的合成、抑制皮脂分泌、刺激毛发再生有重要的作用。

建议用量

50 ～ 100 克

食用叮咛

生菠菜不宜与豆腐共煮，以免有碍消化影响疗效，将其用沸水焯烫后便可与豆腐共煮。

姜蒜拌菠菜

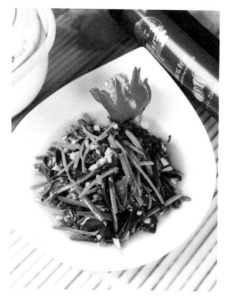

🧄 **材料：** 菠菜 300 克，姜末、蒜末各少许

🥄 **调料：** 南瓜子油 18 毫升，盐 2 克，鸡粉 2 克，生抽 5 毫升

🍲 **做法：**

1. 洗净的菠菜切成段，待用。

2. 沸水锅中加入 1 克盐、9 毫升南瓜子油、菠菜，拌匀，焯一会儿至断生，捞出，沥干水分。

3. 往焯好的菠菜中倒入姜末、蒜末、9 毫升南瓜子油、1 克盐、鸡粉、生抽，拌匀，将拌好的食材装入盘中即可。

培根炒菠菜

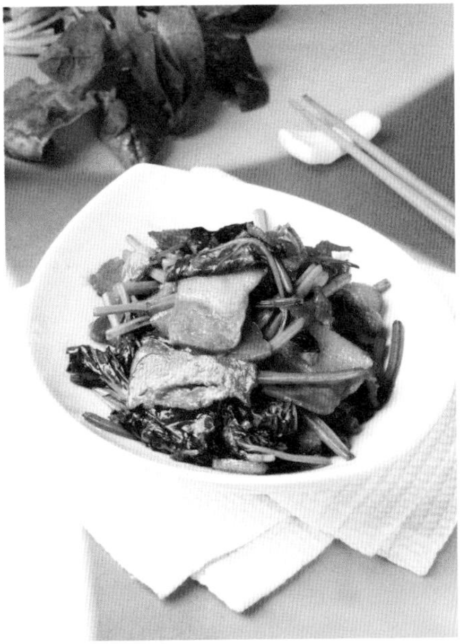

材 料： 菠菜 165 克，培根 200 克，蒜片少许

调 料： 盐 2 克，鸡粉 2 克，料酒 5 毫升，生抽 3 毫升，白胡椒粉 2 克，食用油适量

做 法：

1. 洗好的菠菜切成段；备好的培根切成段。
2. 用油起锅，倒入蒜片，爆香，放入培根、料酒、生抽、白胡椒粉，炒匀。
3. 放入菠菜段，炒至变软，加入盐、鸡粉，翻炒入味，将炒好的菜装入盘中即可。

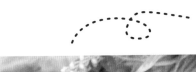

松仁菠菜

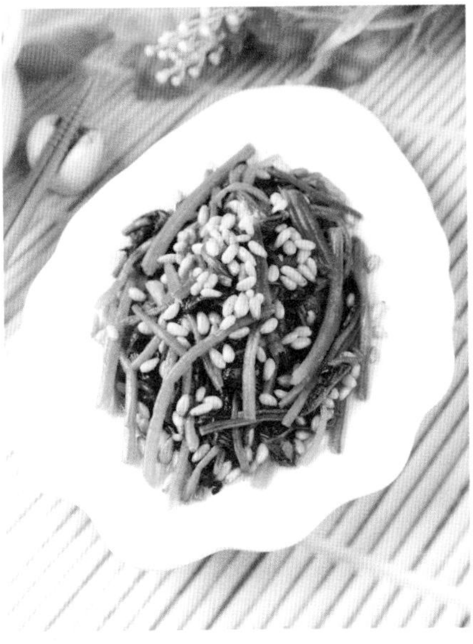

材 料： 菠菜 270 克，松仁 35 克

调 料： 盐 3 克，鸡粉 2 克，食用油 15 毫升

做 法：

1. 洗净的菠菜切三段。
2. 冷锅中倒入食用油，放入松仁，炒香，盛出炒好的松仁，装碟；往松仁里撒上 1 克盐，拌匀。
3. 锅留底油，倒入菠菜，炒至熟，加入 2 克盐、鸡粉，炒匀，盛出炒好的菠菜，撒上松仁即可。

芝麻菠菜

材料： 菠菜 100 克，黑芝麻适量

调料： 盐、芝麻油各适量

做法：

1. 洗好的菠菜切成段，待用。

2. 锅中注入清水烧开，倒入菠菜段，搅匀，煮至断生，捞出，沥干水分。

3. 菠菜段装入碗中，撒上黑芝麻，倒入盐、芝麻油，搅拌片刻，使食材入味，将拌好的菠菜装入盘中即可。

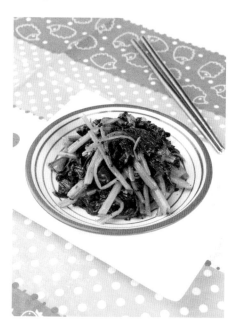

京酱菠菜

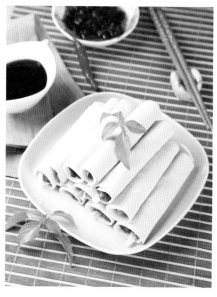

材料： 菠菜 600 克，鸡蛋 40 克，豆腐皮 50 克，肉丝 50 克，葱花少许

调料： 甜面酱 20 克，蚝油 3 毫升，盐、白糖、鸡粉各 2 克，水淀粉、食用油各适量

做法：

1. 择洗好的菠菜切段；豆腐皮用开水烫去豆腥味；鸡蛋打入碗中，制成蛋液。

2. 肉丝加盐、水淀粉，腌渍入味；菠菜焯水后过凉水；起油锅，倒入蛋液，摊成蛋皮。

3. 起油锅，倒入肉丝，炒制转色，倒入葱花、甜面酱、蚝油、清水、白糖、鸡粉，炒匀，盛出；蛋皮切成丝状；将菠菜、蛋皮、肉丝，放在豆腐皮上，卷成菠菜卷即可。

橙香松仁菠菜

🐚 **材 料：** 菠菜 130 克，橙子 250 克，松子仁
20 克，凉薯 90 克

✎ **调 料：** 橄榄油 5 毫升，盐、白糖、食用油
各少许

🍲 **做 法：**

1. 洗净去皮的凉薯切碎；择洗好的菠菜切碎；
   洗净的橙子切厚片。

2. 锅中注入清水烧开，倒入凉薯、菠菜，焯至
   断生，捞出放入凉水中。

3. 热锅注油，倒入松子仁，炒香，盛出；将放
   凉的食材装入碗中，加入松子、盐、白糖、
   橄榄油，拌匀，盘中摆上橙子片，再把拌好
   的食材分别放在橙子片上即可。

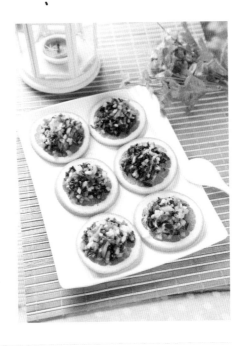

糖醋菠菜

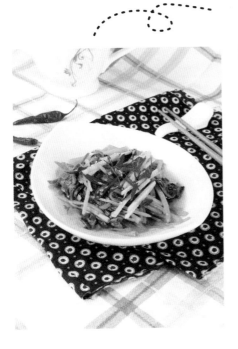

🐚 **材 料：** 菠菜 280 克，姜丝 25 克，干辣椒丝
10 克

✎ **调 料：** 白糖 2 克，白醋 10 毫升，盐、食用油、
花椒粒各适量

🍲 **做 法：**

1. 洗好的菠菜切去根部，切成长段。

2. 锅中注入清水烧开，倒入菠菜段，焯至断生，
   捞出，沥干水分；将菠菜段装入盘中，铺上
   姜丝、干辣椒丝。

3. 锅中注入清水，加入盐、白糖、白醋，拌匀
   成糖醋汁，浇在菠菜上；另起锅注入食用油，
   倒入花椒粒，爆香，炸好后将花椒粒捞出，
   将热油浇在菠菜上即可。

莴笋

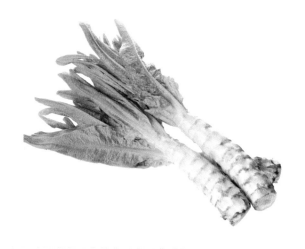

富含维生素 E，可抗衰老，促进细胞分裂，使毛发生长。

建议用量

100 ~ 300 克

食用叮咛

焯莴笋时一定要注意时间和温度，焯的时间过长、温度过高会使莴笋绵软，失去清脆口感。

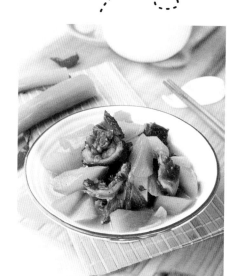

腊鸡炖莴笋

材料： 腊鸡块 130 克，去皮莴笋 90 克，花椒粒、姜片、蒜片、葱段各少许

调料： 料酒、生抽各 5 毫升，盐、鸡粉各 2 克，食用油适量

做法：

1. 洗净的莴笋切滚刀块，待用。

2. 用油起锅，放入花椒粒、姜片、蒜片、葱段爆香，倒入腊鸡块、料酒、生抽、清水，拌匀，炖至腊鸡块变软。

3. 倒入莴笋，炖至熟，加盐、鸡粉炒匀即可。

青椒炒莴笋

🔥 **材料：** 青椒50克，莴笋160克，红椒30克，
姜片、蒜末、葱末各少许

🥄 **调料：** 盐、鸡粉各2克，水淀粉、食用油
各适量

🍲 **做法：**

1. 将洗净去皮的莴笋切成细丝；洗好的青椒、
红椒均去子，切成丝。

2. 姜片、蒜末、葱末下油锅爆香，倒入莴笋丝，
炒至变软，加盐、鸡粉、青椒、红椒，炒匀。

3. 倒入水淀粉，炒至食材熟透，盛出炒好的材
料，装在盘中即成。

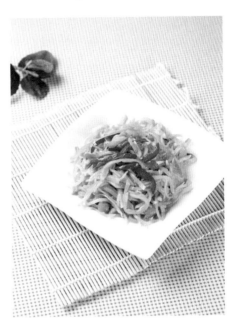

黑芝麻拌莴笋丝

🔥 **材料：** 去皮莴笋200克，去皮胡萝卜80克，
黑芝麻25克

🥄 **调料：** 盐2克，鸡粉2克，白糖5克，醋
10毫升，芝麻油少许

🍲 **做法：**

1. 洗好的莴笋切丝；洗净的胡萝卜切丝。

2. 锅中注水烧开，放入莴笋丝、胡萝卜丝，焯
至断生，捞出装碗。

3. 碗中加入黑芝麻、盐、鸡粉、白糖、醋、芝麻油，
拌匀，装入盘中，撒上黑芝麻即可。

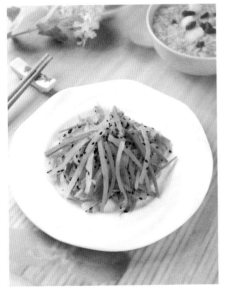

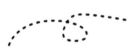

醋拌莴笋萝卜丝

🌙 **材 料：** 莴笋 140 克，白萝卜 200 克，蒜末、
葱花各少许

🥢 **调 料：** 盐 3 克，鸡粉 2 克，陈醋 5 毫升，
食用油适量

🍲 **做 法：**

1. 将洗净去皮的白萝卜切成细丝；洗好去皮的
莴笋切成细丝。

2. 锅中注入清水烧开，放入 1 克盐、食用油、
白萝卜丝、莴笋丝，搅匀，煮至食材熟软后
捞出，沥干水分。

3. 将焯好的食材放在碗中，加入蒜末、葱花、
2 克盐、鸡粉、陈醋，拌至食材入味，取盘子，
放入拌好的食材，摆好即成。

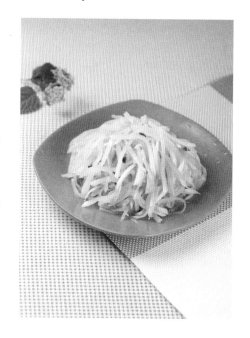

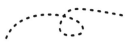

莴笋炒瘦肉

🌙 **材 料：** 莴笋 200 克，瘦肉 120 克，葱段、蒜
末各少许

🥢 **调 料：** 盐 2 克，鸡粉、白胡椒粉各少许，
料酒 3 毫升，生抽 4 毫升，水淀粉、
芝麻油、食用油各适量

🍲 **做 法：**

1. 将去皮洗净的莴笋切细丝；洗净的瘦肉切丝。

2. 把肉丝装碗中，加入 1 克盐、料酒、生抽、白
胡椒粉、水淀粉、食用油，拌匀，腌渍一会儿。

3. 用油起锅，倒入肉丝，炒至转色，加入葱段、
蒜末，炒香，倒入莴笋丝、1 克盐、鸡粉及
少许清水，炒匀，用水淀粉勾芡，再淋入芝
麻油，炒香，盛入盘中即可。

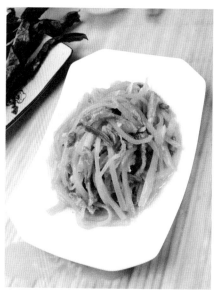

凉拌莴笋条

🧄 **材 料：** 莴笋 170 克，红椒 20 克，蒜末少许

🔪 **调 料：** 盐 3 克，鸡粉 2 克，生抽 3 毫升，
陈醋 10 毫升，芝麻油适量

🍲 **做 法：**

1. 将洗净去皮的莴笋切成条；洗好的红椒去子，
切粗丝。

2. 锅中注入清水烧开，倒入莴笋条、1 克盐，
搅匀，煮至食材断生，捞出，沥干水分。

3. 将食材装入碗中，加入红椒丝、蒜末、陈醋、
生抽、芝麻油、2 克盐、鸡粉，拌至食材入味，
将拌好的菜肴盛出，摆盘即可。

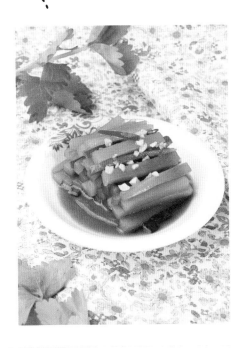

蒜苗炒莴笋

🧄 **材 料：** 蒜苗 50 克，莴笋 180 克，彩椒 50 克

🔪 **调 料：** 盐 3 克，鸡粉 2 克，生抽、水淀粉、
食用油各适量

🍲 **做 法：**

1. 洗净的蒜苗切成段；洗好的彩椒去子，切成丝；
洗净去皮的莴笋切成丝。

2. 锅中注水烧开，放入食用油、1 克盐、莴笋丝，
煮至断生，捞出。

3. 用油起锅，放入蒜苗，炒香，倒入莴笋丝、彩椒，
炒匀，加入 2 克盐、鸡粉、生抽，炒匀，倒
入水淀粉勾芡，将炒好的食材盛出，装入盘
中即可。

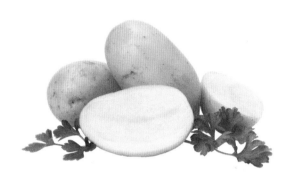

土豆

推荐理由

富含维生素 B_6，对调节脂肪及脂肪酸的合成，抑制皮脂分泌，刺激毛发再生有重要作用。

建议用量

100 ～ 200 克

食用叮咛

凡腐烂、霉烂或生芽较多的土豆，因含过量龙葵素，极易引起中毒，一律不能食用。

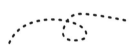

辣炒土豆条

🧄 **材 料：** 去皮土豆180克，干辣椒10克，葱段、花椒各少许

🔪 **调 料：** 盐、鸡粉各1克，孜然粉5克，生抽5毫升，食用油适量

🍲 **做 法：**

1. 洗好的土豆切片，切成条，待用。
2. 用油起锅，放入花椒、干辣椒、葱段，爆香。
3. 倒入土豆条，炒匀；倒入生抽、盐、鸡粉、孜然粉及少许清水，焖炒至土豆熟透、入味即可。

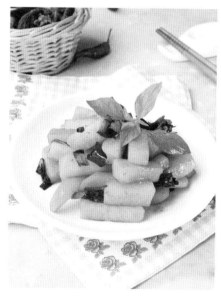

土豆红薯泥

材料： 熟土豆200克，熟红薯150克，蒜末、
葱花各少许

调料： 盐2克，鸡粉2克，芝麻油适量

做法：

1. 将熟土豆、熟红薯装入保鲜袋中，用擀面杖
将其擀制碾压成泥状。

2. 将泥状食材装入碗中，用筷子打散，加入蒜
末、盐、鸡粉、芝麻油，拌匀。

3. 将拌好的食材装入碗中，撒上葱花即可。

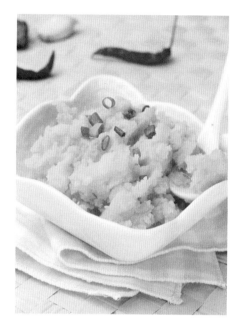

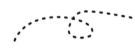

酱香腊肠土豆片

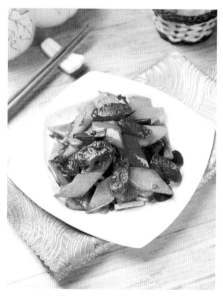

材料： 土豆230克，腊肠80克，豆瓣酱20
克，红椒、青椒各35克，姜片、葱
段各少许

调料： 鸡粉2克，蚝油5毫升，食用油适量

做法：

1. 洗净的青椒、红椒切小块；腊肠切成片。

2. 土豆切片，焯水至断生，捞出。

3. 用油起锅，放入姜片、豆瓣酱，炒香，加入
土豆片、腊肠，炒匀，放入青红椒、鸡粉、
蚝油、葱段，炒匀即可。

土豆炖羊肚

🥬 **材 料：** 羊肚 500 克，土豆 300 克，红椒 15 克，桂皮、八角、花椒、葱段、姜片各少许

🥄 **调 料：** 盐 2 克，鸡粉 3 克，水淀粉、生抽、蚝油、料酒、食用油各适量

🍳 **做 法：**

1. 锅中注水烧开，放入羊肚、料酒，略煮一会儿，捞出；另起锅，注入清水，放入羊肚、葱段、八角、桂皮、料酒，余去异味，捞出。

2. 羊肚切小块；红椒去子切小块；洗好去皮的土豆切滚刀块；油爆姜片、葱段，放入羊肚、花椒、料酒、清水、生抽、盐、蚝油，拌匀。

3. 倒入土豆炖熟，加入红椒、鸡粉，拌匀，倒入水淀粉，放入葱段，炒匀即可。

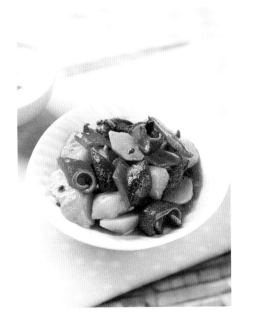

土豆炖鸡块

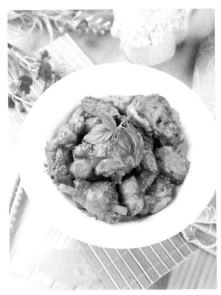

🥬 **材 料：** 鸡块 800 克，土豆 400 克，葱段 10 克，姜片 15 克

🥄 **调 料：** 黄豆酱 15 克，生抽 5 毫升，料酒 5 毫升，盐 3 克，鸡粉 2 克，老抽 3 毫升，食用油适量

🍳 **做 法：**

1. 洗净去皮的土豆切成块状。

2. 热锅注油烧热，倒入土豆块煎片刻，加入鸡块、姜片、葱段，炒香，放入黄豆酱、料酒、生抽、清水、老抽、盐，拌匀，焖至熟透。

3. 加入鸡粉，炒至入味，将炒好的菜盛出装入盘中即可。

金枪鱼土豆饼

材 料： 土豆 95 克，鸡蛋 2 个，熟金枪鱼肉 80 克，面粉 70 克

调 料： 盐、鸡粉各 3 克，食用油适量

做 法：

1. 洗净去皮的土豆切成小块；蒸锅上火烧开，放入土豆，蒸至熟，取出放凉，放入保鲜袋中，压成泥状；鸡蛋打入碗中，制成蛋液。

2. 取土豆泥，加入面粉、蛋液、熟金枪鱼肉、盐、鸡粉，拌匀。

3. 煎锅置于火上，倒入食用油烧热，将拌好的材料制成数个小饼生坯，放入烧热的煎锅中，煎至两面熟透呈金黄色，盛出土豆饼，装入盘中即可。

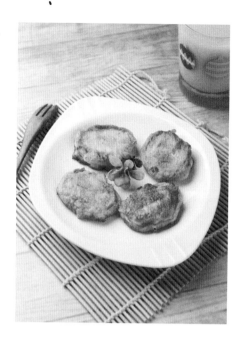

腊鸭腿焖土豆

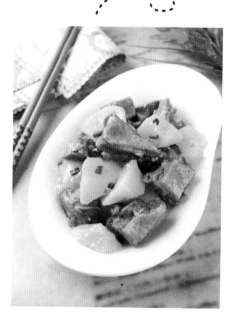

材 料： 腊鸭腿块 200 克，土豆 150 克，花椒 50 克，葱花、蒜末各少许

调 料： 白糖 4 克，料酒、食用油各适量

做 法：

1. 洗净去皮的土豆切滚刀块，待用。

2. 锅中注入清水烧开，倒入腊鸭腿块、料酒，略煮一会儿，将汆好的腊鸭腿块装入盘中。

3. 用油起锅，倒入花椒、蒜末，爆香；放入腊鸭腿块、土豆、白糖、料酒及少许清水，拌匀，焖至食材熟透，放入葱花，拌匀，将焖好的菜肴装入盘中即可。

三、推荐药材及药膳、药茶

推荐理由

清热利湿，祛风止痒。适用于湿热内蕴型脂溢性脱发。

建议用量

3～10克

食用叮咛

脾胃虚寒者忌用。

地肤子

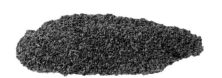

地肤子当归猪蹄汤

材料：

猪蹄500克，地肤子10克，当归9克，蜜枣20克

做法与服法：

将地肤子、当归洗净，猪蹄洗净，切块。把全部用料放入锅内，加清水适量，武火煮沸后，小火煲2小时，调味服用。

功效： 清热利湿，养血祛风。

冬瓜地肤子粥

材料：

冬瓜100克，地肤子50克，粳米250克

做法与服法：

将地肤子洗净、烘干。冬瓜去皮、洗净、切片。粳米洗净入锅加水熬1小时，倒入冬瓜和地肤子细末再煮10分钟即可。

功效： 清热利湿，祛风止痒。

地肤子陈皮绿豆粥

材料：

粳米 100 克，绿豆 50 克，地肤子 10 克，陈皮 2 克，盐适量

做法与服法：

在砂锅里加适量清水，放入地肤子和陈皮，煮 30 分钟去渣留汁备用，绿豆洗净泡发，粳米洗净备用，在药汁中放入绿豆、粳米煮成粥，加盐适量调味食用。

功 效： 清热利湿，祛风理气。

紫苏地肤子粥

材料：

紫苏 10 克，地肤子 10 克，粳米 100 克

做法与服法：

先将紫苏、地肤子加水研磨，滤取汁，与粳米同煮成粥。

功 效： 祛风，利湿，止痒。

小米地肤子粥

材料：

地肤子 50 克，薄荷 50 克，荆芥穗 50 克，小米 50 克

做法与服法：

先将地肤子洗净，倒入锅内炒干，去皮，研细。薄荷、荆芥穗分别洗净，煎煮成药汁，去渣取汁。小米洗净后，加入地肤子末，倒入汁，兑水，一同煮成粥即成。

功 效： 祛风止痒，清热利湿。

地肤子粥

材料:

糯米 200 克,地肤子 10 克,白糖 5 克

做法与服法:

地肤子用温水浸泡 10 分钟,清水洗净,装入纱布包好。把粳米洗净,放入锅内,加清水与地肤子同煮,待粳米熟软时,取出地肤子,加入白糖拌匀即可。

功 效: 祛风止痒。

地肤子苦瓜粥

材料:

地肤子 15 克,苦瓜 50 克,粳米 100 克,白糖适量

做法与服法:

将地肤子研成细粉,粳米洗净;苦瓜去瓤、洗净、切成丁。将粳米、地肤子、苦瓜同放入锅内,加水适量,用小火炖煮 35 分钟,加入白糖拌匀即成。

功 效: 清热解毒,祛风止痒。

槟榔地肤子糯米粥

材料:

糯米 100 克,槟榔 15 克,郁李仁 20 克,地肤子 15 克

做法与服法:

先用水研地肤子,滤取汁液,加入糯米煮粥至熟。将槟榔捣碎,用热水烫郁李仁,去皮,研磨成膏,与槟榔研匀,加入米粥煮片刻即可。

功 效: 理气利湿,祛风止痒。

地肤子金沙粥

材料：

地肤子、金沙各 30 克，甘草 10 克，粳米 100 克

做法与服法：

将地肤子、金沙、甘草加水煎煮，煮 30 分钟，过滤取汁，以汁煮粳米为粥。

功 效：清热利湿，祛风止痒。

地肤子菊花蜜粥

材料：

地肤子 10 克，菊花 3 克，蜂蜜 10 毫升，粳米 60 克

做法与服法：

将地肤子浸泡洗净，稍微炒干水分，放入砂锅，加菊花和适量清水，煎煮 30 分钟，去渣留汁。药汁中加入洗净的粳米，煮成粥，淋上蜂蜜即可。

功 效：清热利湿，祛风固发。

山药地肤子粥

材料：

山药（干品）10 克，地肤子 10 克，粳米 100 克

做法与服法：

先将山药、地肤子加水研磨，滤取汁，与粳米同煮成粥。

功 效：清热利湿、祛风止痒。

白鲜皮

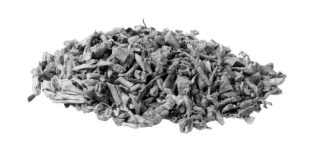

推荐理由

清热解毒，祛风除湿。适用于湿热内蕴型脂溢性脱发。

建议用量

6 ～ 12 克

食用叮咛

白鲜皮性苦、寒，虚寒患者慎用。

白鲜皮双花粥

材料：

白鲜皮 8 克，野菊花、金银花各 10 克，粳米 100 克

做法与服法：

将白鲜皮、菊花、金银花煎煮取汁，用药汁和洗净的粳米一起煮成粥即可。

功效： 祛风，利湿，去屑。

白鲜皮山药粥

材料：

白鲜皮 10 克，山药 80 克，粳米 100 克

做法与服法：

将白鲜皮洗净、煎汁；山药去皮洗净、切片；用药汁、山药、粳米煮粥，粥熟即可。

功效： 健脾利湿，清热祛风。

白鲜皮芦荟粥

材料：

白鲜皮 10 克，芦荟 15 克，粳米 50 克，冰糖少许

做法与服法：

先把白鲜皮放入砂锅内炒至微有香气，取出，待冷后与芦荟一同煎汁，去渣取汁，放入粳米煮粥，粥将熟时，加入冰糖，再煮沸即可食。

功 效： 清热解毒，祛风利湿。

夏枯草白鲜皮茶

材料：

夏枯草 15 克，白鲜皮 10 克

做法与服法：

取夏枯草、白鲜皮研成粗末，置保温瓶中，以沸水 500 毫升冲泡 20 分钟，代茶饮用。

功 效： 清热利湿，祛风去屑。

白鲜皮乌龙茶

材料：

天花粉、乌龙茶各 3 克，白鲜皮 8 克，制何首乌 30 克，冬瓜皮 18 克，山楂 15 克

做法与服法：

先将天花粉、白鲜皮、制何首乌、冬瓜皮、山楂和水煎煮，取其汁趁热泡乌龙茶，浸泡茶浓时即可饮用，1 天 1 剂。

功 效： 滋补肝肾，固发生发。

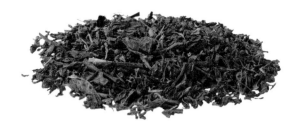

旱莲草

凉血，止血，补肾，益阴。旱莲草在中医生发古方中使用频率极高，是乌须黑发、生长毛发的要药。适用于血热风燥型脂溢性脱发。

建议用量

3 ～ 15 克

食用叮咛

胃弱、便溏、肾阳虚者不宜服用墨旱莲。

墨旱莲山药炖乳鸽

材料：

墨旱莲 3 克，山药 30 克，乳鸽 300 克，香油 5 克，盐、味精各少许

做法与服法：

将乳鸽去毛皮及内脏，洗净。将墨旱莲、山药洗净后切片，与乳鸽共入炖锅中，加适量水，隔水蒸 2 小时，加盐、味精、香油等调味品即成。

功效： 补益脾胃，凉血止痒。

山药墨旱莲饭

材料：

山药 50 克，墨旱莲 10 克，大米 100 克

做法与服法：

将山药、墨旱莲和大米，用清水淘洗干净以后，装进一个小碗里，再加入适量的清水，入锅用中火蒸 20 分钟左右就可以食用了。

功效： 理气健脾，凉血止痒。

墨旱莲菊花汤

 **材料：**

墨旱莲 12 克，菊花 3 克，白糖少许

 做法与服法：

取墨旱莲、菊花加水煎，再入白糖少许，饮汤，每日 1 次。

功 效： 清热利湿，破积导滞。

墨旱莲白术粥

 材料：

墨旱莲、白术各 15 克，当归、泽泻、白芍各 6 克，粳米 100 克，冰糖少许。

 做法与服法：

将以上所有药材加水适量，煎取浓汁去渣后，再与粳米一同加入锅中，煮至粥熟，加冰糖少许，拌至均匀即可服用。

功 效： 益气健脾，清热凉血。

玫瑰花墨旱莲茶

材料：

玫瑰花 2 ~ 5 克，墨旱莲 10 克

做法与服法：

将玫瑰花瓣和墨旱莲放入茶杯内，用沸水冲泡，加盖片刻，代茶饮。1 日 1 剂，2 ~ 3 周为 1 个疗程。

功 效： 理气养血，凉血滋阴。

侧柏叶

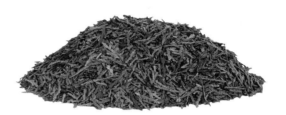

推荐理由

凉血止血，生发乌发。适用于血热风燥型脂溢性脱发。

建议用量

6～12克

食用叮咛

侧柏叶苦寒泄降，脾虚泄泻是其禁忌。

侧柏叶冬瓜皮汤

材料：

侧柏叶 10 克，冬瓜皮 100 克，白糖适量

做法与服法：

将冬瓜皮洗净，和侧柏叶一起放入锅中，加入适量清水，煮烂后加入白糖溶化即成。

功效：去油止痒。

侧柏叶菊花绿豆汤

材料：

侧柏叶 10 克，菊花 20 克，绿豆 60 克

做法与服法：

将菊花洗净、入锅，加适量清水，煎煮 30 分钟，加侧柏叶，稍煮，去渣取汁，与洗净的绿豆同入锅中，用小火煮至绿豆熟烂即可。

功效：凉血止痒，去油生发。

侧柏叶何首乌汤

材料：

侧柏叶 10 克，何首乌 10 克

做法与服法：

以上药材用水煎汤即成。每日 2 次，早晚服用。

功 效： 补益肝肾，止痒生发。

侧柏叶莲子粥

材料：

侧柏叶 6 克，黄芪 20 克，莲子 20 克，山药粉 30 克，枸杞 10 克

做法与服法：

取以上药材适量，煮成两碗粥，1 日分 2 次吃。

功 效： 清热、凉血、益气、补肝肾。

侧柏叶陈皮茶

材料：

生山楂 10 克，陈皮 5 克，侧柏叶 6 克

做法与服法：

将以上药材晒干研为细末，混匀，放入开水瓶中，冲入沸水，加塞，泡约 10 分钟后即可饮用。以此代茶，日用 1 剂，水饮完后可再加开水浸泡，连服 3 ~ 4 个月。

功 效： 顺气消食，凉血止痒。

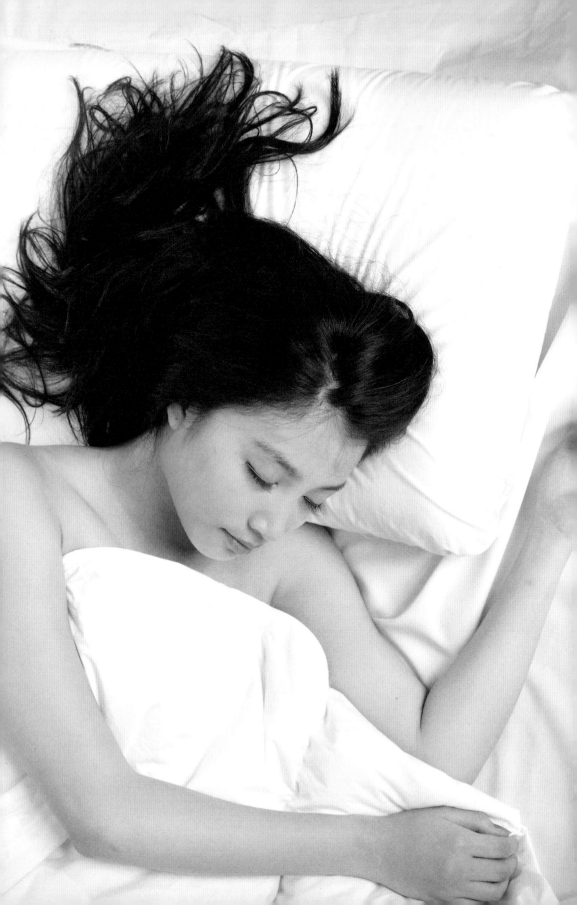

调理好内分泌，和你的脱发说拜拜

人体有一个完善的内分泌系统，头发的生长和油脂的分泌与这个系统有着密切的关系，有些人有内分泌疾病或内分泌紊乱，例如垂体功能减退、甲状腺功能减退、甲状腺功能亢进、甲状腺功能减退等，在这种情况下头发的生长周期会受到一定的影响，造成休止期和脱落期的平衡被打破，形成内分泌失调性脱发。本章节介绍常见的垂体功能、甲状腺功能紊乱所致的脱发。

一、内分泌失调性脱发的原因、表现及用药

1. 引起脱发的原因

（1）垂体功能减退：垂体分泌的生长激素过多或过少时都可直接影响表皮细胞及皮肤附属器，引起毛发生长异常。

（2）甲状腺功能紊乱：甲状腺内分泌腺可加速表皮细胞的有丝分裂，增加表皮厚度，促进蛋白质合成，影响毛发的生长。

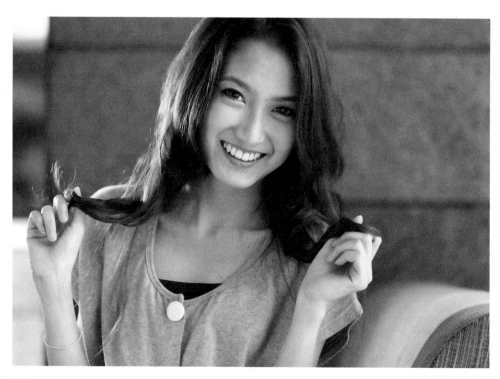

2. 脱发的具体表现

（1）垂体功能减退：垂体功能减退性侏儒症常全身无毛发，青春期后发生的垂体功能减退可出现头发变纤细、阴毛和腋毛全部消失、皮肤干瘪而色黄。

（2）甲状腺功能减退：甲状腺功能减退常有弥漫性脱发，以后体毛也脱落，眉毛稀疏，约半数有腋毛减少。毛发图显示休止期毛根比例异常增高，提示休止期延长或移行期毛发早熟或二者皆有。当甲状腺功能减退控制后，毛发通常可再生长，但也许不完全。弥漫性脱发也可能是甲状腺功能减退唯一的临床表现。除脱发外，常有甲状腺功能减退的其他临床症状，甲状腺功能减退型弥漫性脱发诊断必须根据临床表现、甲状腺素和促甲状腺素水平。

（3）甲状腺功能亢进：40% ~ 50% 的患者有弥漫性脱发，但很少严重且为可逆性。

（4）甲状旁腺功能减退：头发粗、稀而干燥，轻微损伤即易脱落，可能会出现不规则秃斑。有假性甲状旁腺功能减退出现类似改变的报道。

3. 用药原则

治疗内分泌紊乱原发病请到正规医院就诊治疗。治疗的同时可配合使用不良反应小的生发、固发药物，如米诺地尔、维 A 酸、半胱氨酸、维生素 B_6。

中药以滋阴、清热、养阴、益气为主，配合常见的治疗脱发中药使用。

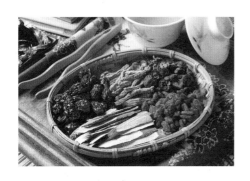
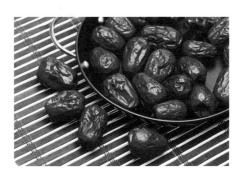

二、推荐食材及食谱

推荐理由

梨富含多种维生素和微量元素，
有利于头发的生长。梨味甘性凉、
还能生津止渴，泻热化痰等。

建议用量

100 ～ 150 克

食用叮咛

生食清火生津，熟食滋阴润肺。

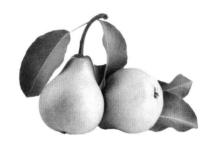
梨

冰糖雪梨

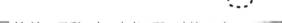

材料： 雪梨 1 个，大枣 3 颗，冰糖 30 克

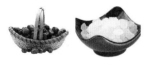

做法：

1. 洗好的雪梨去皮去核，切小块。

2. 砂锅中注水烧开，倒入雪梨、大枣，拌匀，
   煮 20 分钟至食材熟软。

3. 加入冰糖，拌至冰糖溶化，稍煮片刻即可。

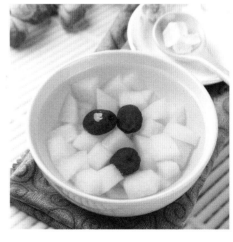

黄瓜雪梨汁
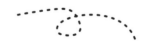

🍐 **材 料**：黄瓜 120 克，雪梨 130 克

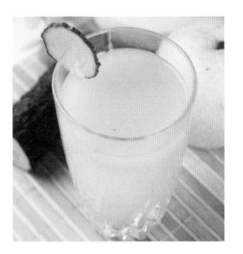

📋 **做 法**：

1. 洗好的雪梨去核，去皮，切小块；洗净的黄瓜切成丁。

2. 取榨汁机，将雪梨、黄瓜倒入搅拌杯中，加入矿泉水，榨取果汁。

3. 将榨好的果汁倒入杯中即可。

山楂糕拌梨丝
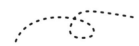

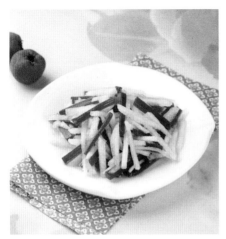

🍐 **材 料**：雪梨 120 克，山楂糕 100 克

🥄 **调 料**：蜂蜜 15 毫升

📋 **做 法**：

1. 洗净的雪梨去除果皮，去除果核，切成细丝；山楂糕切细丝。

2. 把雪梨装入碗中，倒入山楂糕、蜂蜜，搅拌一会儿，使蜂蜜溶于食材中。

3. 取一个干净的盘子，盛入拌好的食材，摆好盘即成。

橙汁雪梨

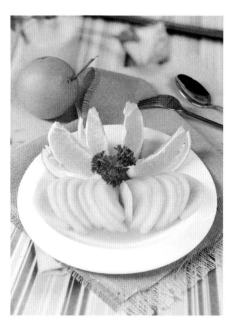

🍥 **材 料**：雪梨 230 克，橙子 180 克，橙汁 150 毫升

🔪 **调 料**：白糖适量

🍲 **做 法**：

1. 洗净的雪梨去皮，切成片；橙子切瓣儿，再用小刀将皮和瓤分离至底部相连不切断，将皮切开一片翻回来，做成兔耳。

2. 锅中注入清水烧开，倒入雪梨，搅拌片刻，捞出，沥干水分。

3. 将雪梨装入碗中，倒入橙汁、白糖，拌至溶化，浸泡 40 分钟，将处理好的橙子瓣摆在盘侧一边，雪梨片摆入盘中，浇上碗中的橙汁即可食用。

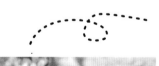

冰糖雪梨米饭盅

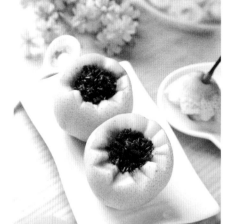

🍥 **材 料**：雪梨 2 个，冰糖 15 克，水发大米 25 克，水发黑米 25 克

🍲 **做 法**：

1. 洗净的雪梨用小刀划成波纹形，切去其顶端部分，制成米饭盅盖。

2. 用刀子和勺子将雪梨的内核去掉，制成米饭盅，大米、黑米放入雪梨米饭盅里，加入冰糖、清水，盖上盅盖。

3. 蒸锅中注入清水烧开，放上米饭盅，炖 40 分钟至熟，取出炖好的米饭盅，揭开盅盖，即可食用。

杏仁雪梨炖瘦肉

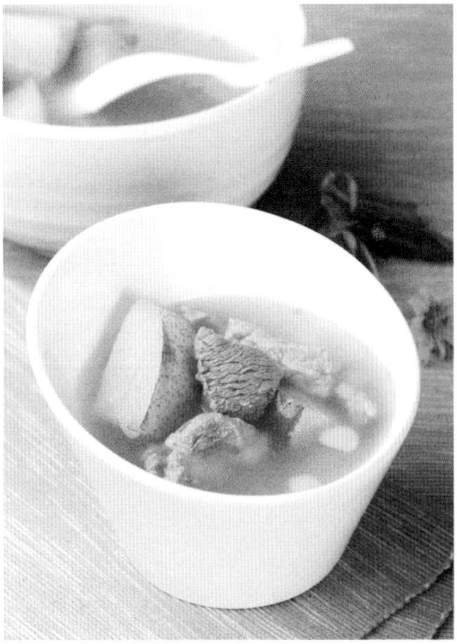

材 料： 雪梨150克，瘦肉60克，杏仁20克，姜片适量

调 料： 盐、鸡粉各1克

做 法：

1. 洗好的瘦肉切块儿；洗净的雪梨切开去核，切块儿。
2. 锅中注水烧开，倒入瘦肉，汆一会儿至去除血水和脏污，捞出，沥干水分。
3. 取碗，倒入瘦肉、雪梨块儿、杏仁、姜片、清水、盐、鸡粉，拌匀；取出电蒸笼，放上装有食材的碗，炖至汤熟透入味，取出炖汤即可。

橄榄雪梨煲瘦肉汤

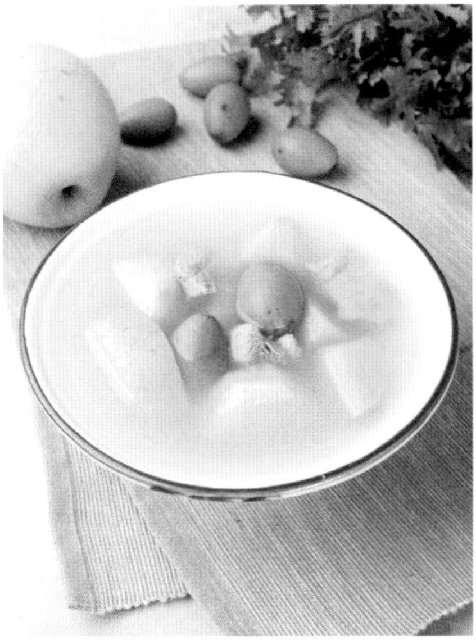

材 料： 青橄榄90克，瘦肉100克，雪梨200克

调 料： 盐2克

做 法：

1. 将洗净的青橄榄拍扁；洗好的雪梨去子，切成块；洗净的瘦肉切块。
2. 锅中注入清水烧开，倒入瘦肉块，汆片刻，盛出汆好的瘦肉块，沥干水分，装入盘中。
3. 砂锅中注入清水烧开，倒入瘦肉块、青橄榄、雪梨块，拌匀，煮至食材熟透，加入盐，拌至入味，盛出煮好的汤，装入碗中即可。

银耳

银耳的营养成分相当丰富，在银耳中含有蛋白质、脂肪和矿物质，有利于头发的生长。中医认为银耳有滋阴润燥的作用。

建议用量

10 ～ 20 克

食用叮咛

银耳宜用开水泡发，泡发后应去掉未发开的部分，特别是那些呈淡黄色的东西。

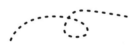

雪梨银耳牛奶

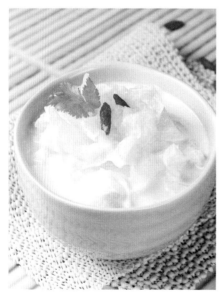

🥥 **材 料：** 雪梨 120 克，水发银耳 85 克，牛奶 100 毫升

🥄 **调 料：** 冰糖 25 克

🍲 **做 法：**

1. 将去皮洗净的雪梨切开，去除果核，切成小块。

2. 砂锅中注入清水烧热，倒入雪梨块、银耳，拌匀，煮约 35 分钟，至食材熟透。

3. 注入牛奶，撒上冰糖，搅匀，煮至糖分熔化，盛出煮好的银耳甜汤，装在碗中即可。

银耳鸡肝粥

🥣 **材 料：** 水发大米 150 克，水发银耳 100 克，
　　　　鸡肝 150 克，枸杞 3 克，姜丝、葱
　　　　花各少许

🥄 **调 料：** 盐、鸡粉、生粉、食用油各少许

🍲 **做 法：**

1. 洗净的鸡肝切成片；洗好的银耳切小块。

2. 把鸡肝装入碗中，加盐、鸡粉、姜丝、生粉、
　 食用油，拌匀，腌渍 10 分钟至其入味。

3. 砂锅中注水烧开，放入大米、鸡肝、银耳，
　 拌匀，煮 35 分钟，倒入枸杞、盐、鸡粉，
　 拌匀调味，放入葱花，拌匀即可。

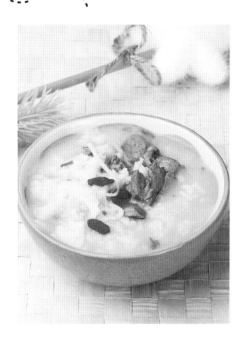

银耳莲子马蹄羹

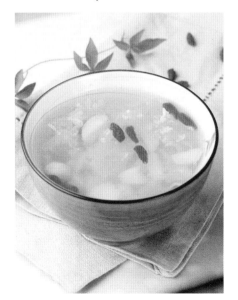

🥣 **材 料：** 水发银耳 150 克，去皮马蹄 80 克，
　　　　水发莲子 100 克，冰糖 40 克，枸杞
　　　　15 克

🍲 **做 法：**

1. 洗净的马蹄切碎。

2. 砂锅中注水烧开，放入马蹄、莲子、银耳，拌匀，
　 煮 1 小时至熟，再倒入冰糖、枸杞，拌匀，
　 续煮 10 分钟至冰糖熔化。

3. 揭盖，稍稍搅拌至入味，盛出煮好的菜肴，
　 装入碗中即可。

银耳椰子盅

材料： 水发银耳80克，马蹄丁50克，椰
子壳1个，冰糖5克，椰子汁150
毫升

做法：

1. 打开椰子壳，放入银耳、马蹄丁、冰糖、椰
   子汁，盖上盖。

2. 蒸锅中注入清水烧开，放入椰子盅，蒸30
   分钟至熟。

3. 揭盖，取出椰子盅，打开盖子，待稍微放凉
   后即可食用。

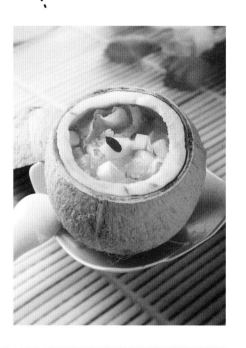

木瓜银耳汤

材料： 木瓜200克，枸杞30克，水发莲子
65克，水发银耳95克，冰糖40克

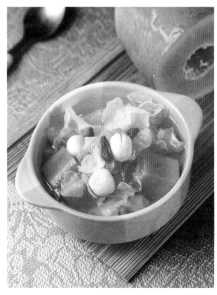

做法：

1. 洗净的木瓜切块，待用。

2. 砂锅注水烧开，倒入木瓜、银耳、莲子、搅匀，
   煮30分钟至食材变软。

3. 倒入枸杞、冰糖，拌匀，续煮10分钟至食材
   熟软入味，盛出煮好的甜品汤，装碗即可。

红薯莲子银耳汤

材料： 红薯 130 克，水发莲子 150 克，水发银耳 200 克

调料： 白糖适量

做法：

1. 将洗好的银耳切去根部，撕成小朵；去皮洗净的红薯切丁。

2. 砂锅中注入清水烧开，倒入莲子、银耳，煮至食材变软，再倒入红薯丁，拌匀，煮至食材熟透。

3. 加入白糖，拌匀，煮至熔化，盛出煮好的银耳汤，装在碗中即可。

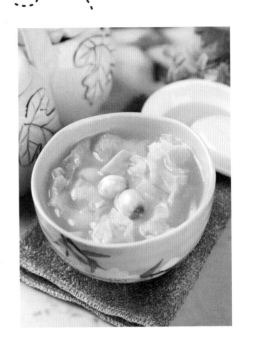

银耳薏仁双红羹

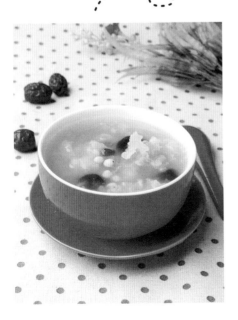

材料： 银耳 20 克，薏米 25 克，红豆 25 克，大枣 10 克，冰糖 10 克

做法：

1. 将红豆、银耳、薏米、大枣分别装入碗中，倒入清水进行不同时间的泡发。

2. 泡好的银耳，切去根部，切成小朵。

3. 砂锅中注入清水，倒入银耳、红豆、大枣、薏米，拌匀，煮至析出有效成分，放入冰糖，拌匀，续煮 10 分钟至冰糖熔化，拌至入味，盛出煮好的汤，装入碗中即可。

燕窝

推荐理由

燕窝含促进细胞分裂的激素和表皮生长因子，能促进表皮细胞再生，有助于受损头皮的修复。

建议用量

10 ～ 20 克

食用叮咛

泡发好择净的燕窝若是当时不用，可存放于冰箱冷藏室内，每天换清水 1 ～ 2 次。

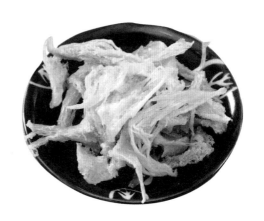

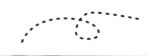

养颜燕窝汤

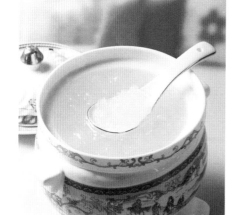

🌙 **材 料：** 燕窝 45 克

🥄 **调 料：** 冰糖 20 克

🍲 **做 法：**

1. 锅中注入适量清水烧开，放入已浸泡 5 小时的燕窝。

2. 盖上盖，煮约 10 分至其熟透。

3. 揭开锅盖，放入冰糖，搅拌均匀，煮至冰糖完全熔化，盛出煮好的甜汤，装入碗中即可食用。

燕窝炒虫草花

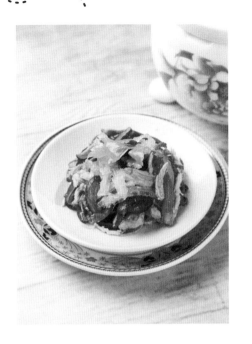

- 🥘 **材 料：** 熟鸡胸肉 200 克，水发虫草花 50 克，大枣、水发燕窝各少许
- 🥄 **调 料：** 鸡粉、盐各 2 克，白糖 4 克，水淀粉、食用油各适量

📋 **做 法：**

1. 熟鸡胸肉撕成细丝；洗净的大枣去核，把果肉切成细丝。
2. 用油起锅，放入鸡丝、大枣、虫草花，炒匀，加入盐、鸡粉、白糖，淋入水淀粉勾芡。
3. 加入燕窝，炒至入味，盛出炒好的菜肴即可。

燕窝松子菇

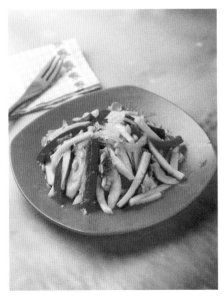

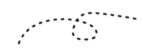

- 🥘 **材 料：** 鸡腿菇 50 克，黄瓜 45 克，彩椒 20 克，水发燕窝、松子仁、蒜末各少许
- 🥄 **调 料：** 盐、鸡粉各 2 克，白糖 5 克，水淀粉、食用油各适量

📋 **做 法：**

1. 洗好的鸡腿菇切细丝；洗净的黄瓜切成粗丝；洗净的彩椒切成细丝；洗好的燕窝切成小块。
2. 将鸡腿菇、彩椒，焯水片刻后捞出。
3. 油爆蒜末，放入焯过水的材料，倒入黄瓜、盐、鸡粉、白糖，炒匀，倒入水淀粉勾芡，放入燕窝、松子仁，炒至入味即可。

燕窝玉米银杏猪肚汤

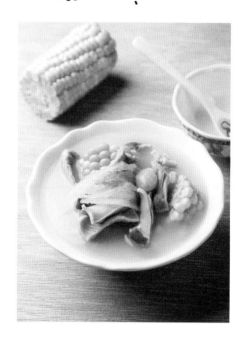

材 料： 猪肚 230 克，玉米块 160 克，白果 60 克，燕窝、姜片各少许

调 料： 盐、鸡粉、胡椒粉各 2 克，料酒少许

做 法：

1. 洗净的猪肚切成块。

2. 锅中注入清水烧开，倒入猪肚、料酒，拌匀，煮约 2 分钟，除去异味，捞出，沥干水分。

3. 砂锅中注入清水烧开，倒入猪肚、玉米块、白果、姜片、料酒，拌匀，煮约 2 小时。

4. 放入燕窝，煮约 10 分钟，加入盐、鸡粉、胡椒粉，拌匀调味，盛出煮好的猪肚汤即可。

金瓜炖素燕窝

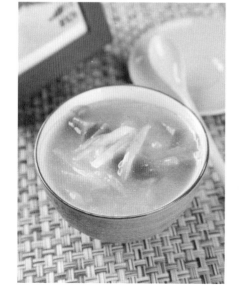

材 料： 南瓜 200 克，冬瓜 185 克，蜂蜜适量

调 料： 水淀粉适量

做 法：

1. 洗净去皮的南瓜去除瓜瓤，切成小块；洗好去皮的冬瓜切成粗丝。

2. 砂锅中注入清水烧开，倒入南瓜块，拌匀，煮至熟软，倒入水淀粉，拌匀，煮至汤汁浓稠，放入冬瓜，拌匀，煮至食材熟透。

3. 加入蜂蜜，拌匀，煮片刻，盛出煮好的菜肴，装入碗中即成。

虫草花燕窝炒鸡胸肉

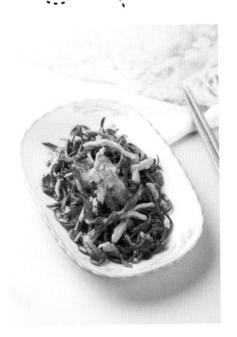

材料： 水发虫草花 230 克，鸡胸肉 60 克，
大枣、燕窝各少许

调料： 盐、鸡粉、白糖各 2 克，生抽、料酒
各 3 毫升，食用油、水淀粉各适量

做法：

1. 洗好的大枣去核，切成细丝；洗净的鸡胸肉
   切成细丝。

2. 锅中注水烧开，倒入鸡胸肉，拌匀，煮至变色，
   捞出；沸水锅中倒入虫草花，拌匀，捞出。

3. 用油起锅，倒入鸡肉、料酒，炒匀，加入大
   枣、虫草花，翻炒，放入鸡粉、盐、白糖、
   生抽、燕窝，炒香，倒入水淀粉，炒匀，盛
   出炒好的菜肴即可。

燕窝虫草猪肝汤

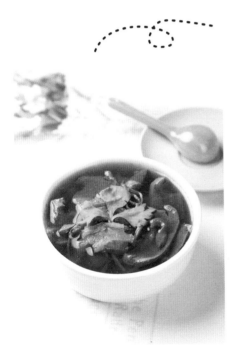

材料： 猪肝 300 克，水发虫草花 50 克，上
汤 400 毫升，姜片、葱段、燕窝各
少许

调料： 盐、鸡粉、胡椒粉各 2 克

做法：

1. 洗好的猪肝用斜刀切片。

2. 锅中注入清水烧开，倒入猪肝，拌匀，汆去
   血水，捞出。

3. 锅置于火上烧热，倒入上汤，放入猪肝、虫
   草花、姜片、葱段、燕窝，拌匀，煮约 5 分钟，
   加入盐、鸡粉、胡椒粉，拌匀调味，盛出煮
   好的菜肴即可。

百合

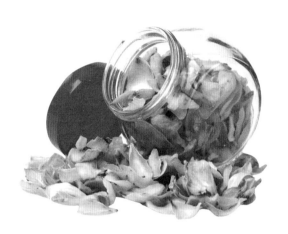

推荐理由

百合既能药用也能食用。其甘寒质润，善养阴润燥，益心气，有助于头发的生长。

建议用量

10 ～ 30 克

食用叮咛

百合有些品种有剧毒，请不要随便食用不明品种的百合。

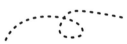

仙人掌百合烧大枣

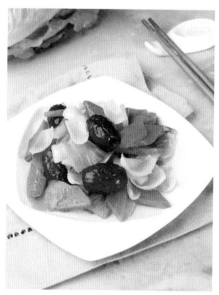

🧄 **材 料：** 胡萝卜 100 克，食用仙人掌 180 克，鲜百合 50 克，大枣 45 克

🥄 **调 料：** 盐 2 克，芝麻油、食用油各适量

🍲 **做 法：**

1. 洗净去皮的胡萝卜切成片；洗净去皮的仙人掌切成小块。

2. 锅中注水烧开，倒入胡萝卜、仙人掌、大枣、百合，搅匀，煮沸，捞出，沥干水分。

3. 起油锅，倒入焯过水的食材，炒匀，放入盐调味，加入芝麻油炒匀即可。

百合玉竹苹果汤

🍲 **材料：** 干百合 10 克，玉竹 12 克，陈皮 7 克，
　　　　大枣 8 克，苹果 150 克，姜丝少许

🥄 **调料：** 白糖适量

🍲 **做法：**

1. 洗净的苹果切开去核，切成片。

2. 锅中注入清水烧开，倒入备好的药材、姜丝、
   大枣，拌匀，煮 20 分钟至析出药性。

3. 放入苹果，拌匀，煮 1 分钟，放入白糖，拌匀，
   煮至入味，将煮好的汤盛出装入碗中即可。

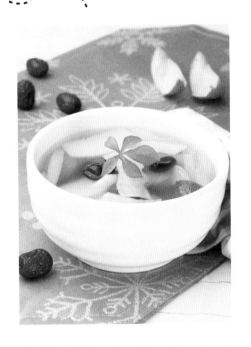

牛肉炒百合

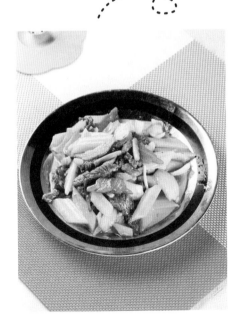

🍲 **材料：** 牛肉 180 克，西芹 80 克，胡萝卜
　　　　100 克，鲜百合 60 克，姜片、蒜末、
　　　　葱段各少许

🥄 **调料：** 盐、生抽、食用油各适量

🍲 **做法：**

1. 洗好的西芹切段；洗净去皮的胡萝卜切片。

2. 牛肉切片，加盐、生抽、食用油，腌渍入味；
   胡萝卜、西芹、百合焯水捞出。

3. 油爆姜片、蒜末、葱段，倒入牛肉，炒香，
   放入焯好的食材，炒匀，放盐调味即可。

木耳炒百合

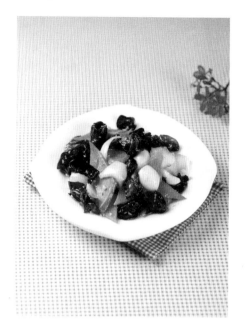

🦪 **材 料：** 水发木耳 50 克，鲜百合 40 克，胡萝卜 70 克，姜片、蒜末、葱段各少许

🍴 **调 料：** 盐 3 克，鸡粉 2 克，料酒 3 毫升，生抽 4 毫升，水淀粉、食用油各适量

🍲 **做 法：**

1. 将洗净去皮的胡萝卜切成片；洗好的木耳切成小块。

2. 锅中注水烧开，加 1 克盐、胡萝卜片、木耳、食用油，煮至食材断生后捞出，沥干水分。

3. 油爆姜片、蒜末、葱段，倒入百合、料酒，炒匀，倒入焯好的食材炒熟，加 2 克盐、鸡粉、生抽、水淀粉，炒至食材入味即成。

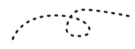

枸杞百合蒸鸡

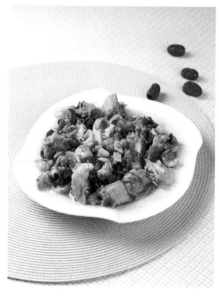

🦪 **材 料：** 鸡肉 400 克，干百合 20 克，大枣 20 克，枸杞 15 克，姜片、葱花各少许

🍴 **调 料：** 盐 3 克，鸡粉 2 克，生粉 8 克，料酒 6 毫升，生抽 8 毫升，食用油适量

🍲 **做 法：**

1. 把洗净的大枣去除核，再把枣肉切碎。

2. 洗净的鸡肉斩成小块，装入碗中，加入枣肉、百合、枸杞、姜片、盐、鸡粉、料酒、生抽、生粉、食用油，拌匀，腌渍约 10 分钟。

3. 取盘子，摆放上腌渍好的食材，蒸锅上火烧开，放入装有鸡肉的盘子，蒸至食材熟透，取出蒸好的菜肴，趁热撒上葱花即成。

百合鲍片

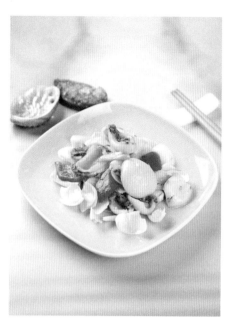

- **材 料：** 鲍鱼肉 140 克，鲜百合 65 克，彩椒 12 克，姜片、葱段各少许
- **调 料：** 盐、鸡粉各 2 克，白糖少许，料酒 3 毫升，水淀粉、食用油各适量

做 法：

1. 洗净的鲍鱼肉切片；洗净的彩椒切菱形片。

2. 锅中注入清水烧开，放入百合，拌匀，焯一会儿，去除杂质，捞出；沸水锅中再倒入鲍鱼片，拌匀，氽去腥味，捞出。

3. 用油起锅，撒上姜片、葱段，爆香，倒入彩椒片、鲍鱼片、料酒，炒香，放入百合、盐、鸡粉、白糖，用水淀粉勾芡，炒至食材入味即成。

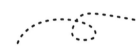

莲子百合瘦肉粥

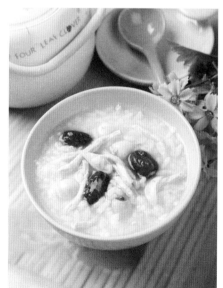

- **材 料：** 水发大米 100 克，莲子 15 克，鲜百合 20 克，大枣 6 枚，瘦肉 50 克
- **调 料：** 盐 3 克，鸡粉 2 克

做 法：

1. 砂锅中注入清水，倒入大米、莲子，拌匀，煮 30 分钟至食材熟软。

2. 放入大枣，拌匀，续煮 15 分钟至大枣熟软，加入百合、瘦肉，拌匀，稍煮片刻至百合熟软。

3. 放入盐、鸡粉，拌至入味，盛出煮好的粥，装入碗中即可。

三、推荐药材及药膳、药茶

推荐理由

养阴润燥，降火生津，适用于阴虚火旺型内分泌失调性脱发。

建议用量

10 ~ 15 克

食用叮咛

虚寒泄泻及外感风寒者忌服。

天冬

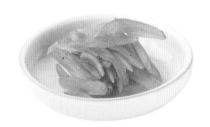

天冬蒸鸡丁

材料：

天冬 15 克，芝麻油 10 毫升，料酒 15 毫升，老抽 15 毫升，鸡胸肉 100 克，胡椒粉 2 克，盐、鸡粉各少许

做法与服法：

将天冬洗净，用清水泡一下，沥干水；将鸡肉洗净沥干水分，加入料酒、盐、鸡粉、老抽、胡椒粉、芝麻油拌匀，放入蒸碗中，放上天冬，入笼蒸熟即可。

功 效： 养阴润燥，理气养发。

天冬苦瓜汤

材料：

苦瓜 200 克，天冬 15 克，墨旱莲 10 克

做法与服法：

将苦瓜切开去瓤和子；与天冬、墨旱莲一起放入锅中；加清水适量，煎汤饮用即可。

功 效： 降火生津，益肾生发。

侧柏叶天冬蛋

材 料：

侧柏叶 15 克，天冬 10 克，鸡蛋 5 个，料酒 10 毫升，盐、鸡粉各少许

做法与服法：

将洗净的侧柏叶装入布袋，与天冬、鸡蛋一同放入锅内，加水、盐、料酒，煮至蛋熟汤稠后，去侧柏叶，将蛋剥壳后放入汤中煮 2 ~ 3 分钟，加入鸡粉即成。

功 效： 养阴生津，益肾固发。

天冬黑豆粥

材 料：

天冬 15 克，黑豆 25 克，粳米 100 克，蜂蜜 20 毫升

做法与服法：

先将天冬、黑豆用砂锅煎取汁，去渣后加入粳米，用小火煮粥，待粥熟后加入蜂蜜，再煮沸，趁热服食。

功 效： 补肾滋阴，益精生发。

女贞子天冬粥

材 料：

女贞子 30 克，天冬 15 克，冰糖适量，粳米 60 克

做法与服法：

先将女贞子加水煎取药汁，再与天冬、粳米共煮粥，粥中放入冰糖，溶化后食用。

功 效： 降火生津，补肾生发。

墨旱莲天冬炒猪肝

材料：

猪肝 250 克，墨旱莲、天冬各 15 克，
葱、姜、蒜、鸡汤、水淀粉、盐、
料酒、老抽、食用油各适量

做法与服法：

将墨旱莲、天冬洗净后煎取药汁。将猪
肝洗净切片，加水淀粉、老抽、料酒、盐、
药汁上浆。起油锅，放入猪肝，翻炒片刻，
加入葱、姜、蒜、鸡汤，快炒至熟即可。

功 效： 滋阴润燥，益气养发。

天冬熟地黄煲鸡

材料：

熟地黄、天冬各 10 克，母鸡 1000 克，
料酒 10 毫升，盐少许

做法与服法：

将处理好的母鸡洗净，用布包熟地黄、
天冬，放入母鸡腹内，放入锅内，加水
适量，煲至熟。从鸡腹内取出袋子，加
盐、料酒调味即可。

功 效： 滋阴润燥，固发防脱。

天冬首乌鸡丁

材料：

天冬、制何首乌各 10 克，公鸡
1000 克，老抽 6 毫升，料酒 10 毫升，
淀粉 15 克，盐、食用油各少许

做法与服法：

将天冬、制何首乌煎煮成药汁。将处理
好的公鸡洗净，去骨切丁，用淀粉上浆。
起油锅，倒入鸡肉丁煸炒，加老抽、盐、
料酒、药汁，炒熟，盛出盘中即可。

功 效： 滋阴泻火，固肾乌须。

天冬首乌炖荸荠

材料：

天冬 15 克，制何首乌 15 克，荸荠 200 克，蜂蜜 15 毫升

做法与服法：

将天冬、制何首乌装入纱布袋封口，荸荠去皮，洗净、切小块。将纱布袋放入清水中，用小火煮 1 小时，把药取出留汁，与荸荠稍煮，关火，加蜂蜜调味即可。

功 效：滋阴润燥，益气养发。

天冬黑芝麻狮子头

材料：

天冬 12 克，肉末 300 克，黑芝麻 100 克，洋葱 20 克，卷心菜 100 克，生粉、盐、老抽、食用油各适量

做法与服法：

将洋葱去皮膜，卷心菜洗净切块。黑芝麻炒香，放入肉末、生粉、老抽、盐，加入温水，做成肉丸，入油锅炸至金黄色，再与天冬一起炖约 40 分钟即可。

功 效：清热滋阴，生发固发。

天冬荸荠饮

材料：

天冬 15 克，黑豆 50 克，蜜枣 10 克，荠菜 250 克，盐少许

做法与服法：

把天冬清洗后备用。荠菜洗净。黑豆洗净、提前浸泡 3 小时，加水用大火煮，待黑豆烂熟时，放入天冬、蜜枣、荠菜，用大火煮 10 分钟加盐调味即可食用。

功 效：泻火生津，固发防脱。

推荐理由

养阴生津，润肺清心。可配合熟地黄、侧柏叶、黑芝麻、黑豆等生发的药材、食材使用。适用于阴虚火旺型内分泌失调性脱发。

建议用量

6 ～ 15 克

食用叮咛

凡脾胃虚寒泄泻、胃有痰饮湿浊及流感风寒咳嗽者均忌服。

麦冬

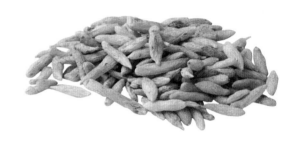

生地麦冬汤

材料：
女贞子、生地黄、麦冬各 10 克

做法与服法：
将女贞子、生黄地、麦冬洗净，置砂锅中，加水煎汁。

功 效： 滋阴润燥，固发防脱。

制何首乌麦冬粥

材料：
粳米 100 克，制何首乌 12 克，麦冬 10 克，蜂蜜 20 毫升

做法与服法：
将制何首乌、麦冬煎煮成药汁；粳米淘洗净；粳米放入锅内加药汁、清水，煮沸；再转用小火煮至米熟成稀粥；加入蜂蜜调味，即可食用。

功 效： 滋阴泻火，固肾乌须。

麦冬墨旱莲竹叶粥

材 料：

麦冬 30 克，墨旱莲 30 克，淡竹叶 15 克，粳米 100 克，大枣 6 枚

做法与服法：

先将麦冬、墨旱莲、淡竹叶、大枣煎水，去渣取汁，入粳米一同煮粥。

功 效： 滋阴润燥，降火生津。

女贞子麦冬茶

材 料：

女贞子 10 克，麦冬 1 克，山楂 2 克，绿茶 2 克

做法与服法：

把女贞子、麦冬、山楂、绿茶放入沸水中浸泡 20 分钟即成。

功 效： 降火生津，益气养发。

制何首乌麦冬茶

材 料：

制何首乌 10 克，麦冬 6 克，绿茶 2 克

做法与服法：

将制何首乌、麦冬洗净切片，与绿茶同放杯中，用沸水冲泡，加盖浸泡 10 分钟后随意饮。

功 效： 养阴润燥，理气养发。

西洋参

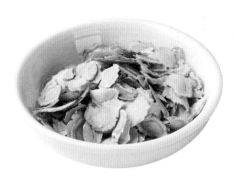

推荐理由

补气养阴，清火生津。可配合制何首乌、旱莲草、女贞子、熟地黄、侧柏叶、黑芝麻、黑豆等生发的药材、食材使用。适用于气阴两虚型内分泌失调性脱发。

建议用量

3 ～ 6 克

食用叮咛

中阳衰微，胃有寒湿者忌服。

西洋参炒肉丝

材料：

西洋参 10 克，墨旱莲 15 克，猪瘦肉 300 克，料酒 5 毫升，老抽 10 毫升，盐、鸡粉、食用油各适量

做法与服法：

将西洋参、墨旱莲洗净，加水煎汤取汁；猪肉洗净切丝。起油锅，放入肉丝翻炒，变色后放入料酒、老抽、药汁翻炒至熟，放入盐、鸡粉调味即可。

功效： 益气养阴，益肾生发。

干烧西洋参笋

材料：

冬笋 50 克，墨旱莲 15 克，西洋参 10 克，鲜菊花 5 克，料酒 5 毫升，老抽 5 毫升，白糖 3 克，鸡粉、食用油各适量

做法与服法：

将冬笋放入油锅，低温炸成金黄色，捞出；将锅中加冬笋、料酒、老抽、鸡粉、白糖、墨旱莲、菊花、西洋参，煮沸，用小火炖煮至汁干即成。

功效： 益气养肝，固肾乌须。

西洋参小麦粥

材料：

墨旱莲 20 克，小麦 60 克，西洋参 6 克，香蕉 100 克，粳米 30 克

做法与服法：

将香蕉剥皮，弄成香蕉泥。将墨旱莲、西洋参、粳米、小麦洗净，放入瓦锅内，加清水适量，大火煮沸后，将转小火至小麦熟烂，加入香蕉泥即可。

功 效： 补气养阴，益肾生发。

西洋参女贞子粥

材料：

西洋参 10 克，女贞子 30 克，粳米 100 克

做法与服法：

将西洋参、女贞子洗净后熬煮成浓汁。将粳米洗净，放入砂锅，加适量水，用小火煮成稠粥，加入西洋参、女贞子煎汁，拌匀，继续煮至沸。早、晚分食。

功 效： 补气阴，防脱发。

制何首乌西洋参粥

材料：

粳米 100 克，制何首乌 20 克，西洋参 20 克，姜 5 克，红糖 50 克

做法与服法：

将制何首乌、西洋参煎煮成药汁；粳米洗净；粳米放入锅内加药汁、清水、姜，煮沸，再转用小火煮至米熟成稀粥；加入红糖调味，即可食用。

功 效： 益气养阴，生津乌须。

玄参

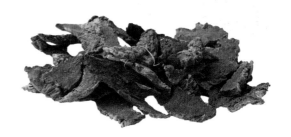

推荐理由

凉血滋阴，泻火解毒。可配合制何首乌、旱莲草、女贞子、熟地黄、侧柏叶、黑芝麻、黑豆等生发的药材、食材使用。

建议用量

6～9克

食用叮咛

脾胃虚寒、食少便溏者不宜服用。

猪血制何首乌玄参汤

材 料：

制何首乌10克，玄参5克，猪血100克，盐、鸡粉各少许

做法与服法：

将猪血洗净、切片。锅中加适量清水，加入猪血、制何首乌、玄参用大火煮沸，转中火煮5分钟，加盐、鸡粉调味后即可。

功 效：滋阴润燥，固发防脱。

玄参熟地黄烧香菇

材 料：

水发香菇250克，玄参3克，熟地黄5克，食用油10克，盐、鸡粉少许

做法与服法：

将玄参、熟地黄洗净、沥干水分，玄参切碎。起油锅放入香菇、玄参和熟地黄翻炒，并加入少许盐、鸡粉等调味装盘即可。

功 效：养阴润燥，理气养发。

玄参制何首乌粥

材料：

玄参 6 克，制何首乌 10 克，粳米 50 克

做法与服法：

将玄参、制何首乌、粳米分别洗净。把玄参、制何首乌放入砂锅内加水适量，煎煮 1 小时，取药汁加粳米煮粥，1 日 1 次，可食 1 周。

功 效： 泻火生津，益精生发。

玄参墨旱莲薏米粥

材料：

玄参 10 克，墨旱莲 20 克，薏米 30 克

做法与服法：

将玄参、墨旱莲洗净，煎汁去渣；薏米洗净，浸泡 3 小时，加入药汁煮粥，煮至熟软即可。

功 效： 清热滋阴，生发固发。

黑豆玄参荞麦粥

材料：

黑豆、玄参各 5 克，荞麦 50 克

做法与服法：

将黑豆、玄参洗净入锅中，煎汁去渣，加荞麦煮至粥稠即可。

功 效： 养阴生津，益肾固发。

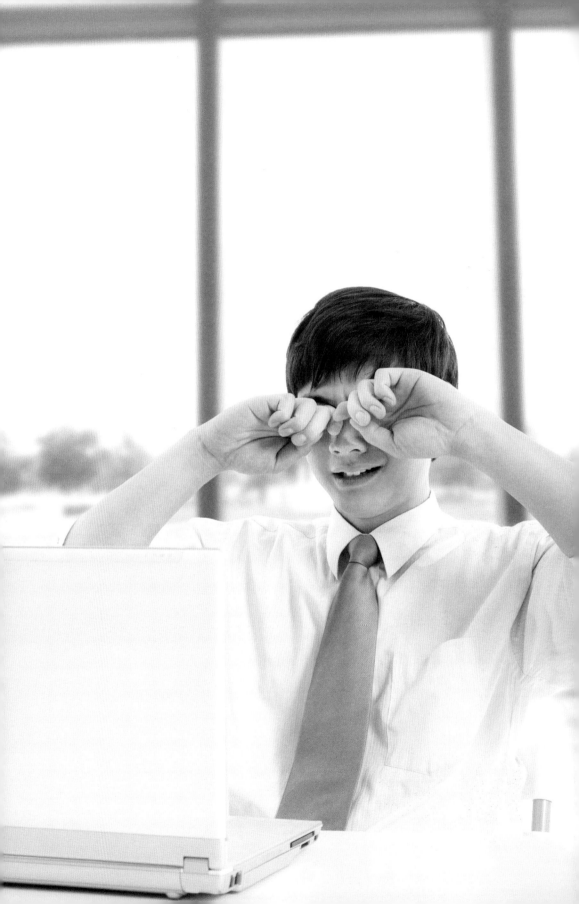

拒绝鬼剃头，对付精神性脱发有妙招

精神性脱发是一种因为精神过度紧张、用脑时间较长，注意力高度集中，使大脑的兴奋性持续增高，皮脂腺分泌旺盛，毛囊极易被栓塞，从而使头发的营养供应出现障碍，导致头发脆性增加而发生的脱落。

一、精神性脱发的原因、表现及用药

1. 引起脱发的原因

　　精神紧张、忧郁、恐惧或严重失眠等均能致使神经系统紊乱，毛细血管持续处于收缩状态，毛囊得不到充足的血液供应，而头皮位于人体的最上端，因而头发最易脱落。如果压力持续，再加上心理素质较差，还可引起出汗过多和皮脂腺分泌过多，产生头垢，降低头发生存的环境质量，加重脱发，还易发生拔发癖等心理疾病。精神因素还会严重地影响头发的生长周期，长时间的视疲劳、精神压力过重、精神过度紧张、急躁、忧虑情绪或熬夜等不良习惯，均可导致头发生长周期缩短，出现脱发现象，导致早秃。

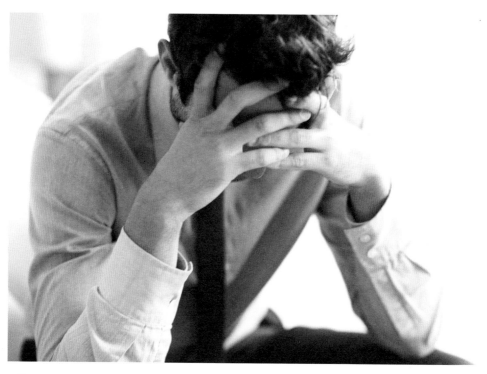

2. 脱发的具体表现

（1）好发于皮脂腺较多的部位。

（2）脱发在短时间内出现圆形或椭圆形的秃发斑，局部皮肤平滑光亮，无炎症，也无自觉症状，秃发区边缘的头发松动易拔出。

（3）多数患者可以自愈。精神性脱发中有5%～10%的患者可逐渐或迅速发展，在几天至几月内头发全部脱光而成全秃，少数严重患者眉毛、胡须、腋毛、阴毛等都可脱光而称为普秃。

（4）常伴发脂溢性皮炎，头屑多，损害常从头皮开始，初为毛发周围红色小丘疹，逐渐融合成斑片，表面有淡黄色油腻性鳞屑或少许黄色结痂，日久头发逐渐干枯而细软。

（5）可反复发作。

3. 用药原则

（1）精神性脱发是暂时性脱发，经过改善精神状况，减轻精神压力，一般都可自愈。

（2）选用治脱发药物：使用不良反应小的生发、固发药物，如米诺地尔、维A酸、半胱氨酸。

（3）如无法通过自身调节调整心情，可以在医生的指导下服用一些作用于中枢神经系统的药物，如抗抑郁药（如米氮平等）、抗焦虑药（如依替唑仑等）。也可服用镇静剂改善睡眠，调节植物神经功能紊乱，如谷维素。

（4）中医中药：以清肝、疏肝、理气、养血的中药配合常见的脱发中药使用。如首乌片、生发片、精乌冲剂等。

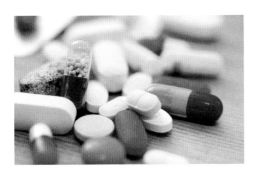
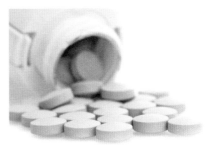

二、推荐食材及食谱

推荐理由

香蕉中含有一种生物碱，可以振奋人的精神和提高信心。而且香蕉是色氨酸和维生素 B_6 的来源。

建议用量

100 ～ 150 克

食用叮咛

脾胃虚寒、便溏腹泻者不宜多食。

香蕉

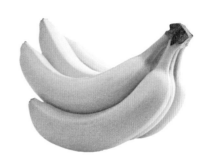

香蕉泥

🍠 **材料：** 香蕉 70 克

📋 **做法：**

1. 洗净的香蕉剥去果皮。

2. 用刀将香蕉碾压成泥状。

3. 取一个干净的小碗，再盛入制好的香蕉泥即可。

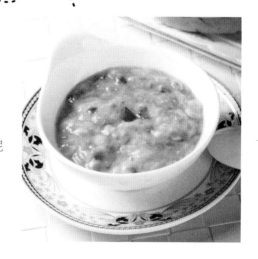

香蕉松饼

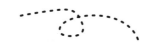

🍳 **材料：** 香蕉 255 克，低筋面粉 280 克，鸡
蛋 1 个，圣女果 30 克，泡打粉 35 克，
牛奶 100 毫升，食用油适量

🍲 **做法：**

1. 取一半香蕉去皮，切碎；另一半香蕉去皮，
切成段；洗净的圣女果对半切开。

2. 香蕉段、圣女果摆盘中，取碗，加面粉、
泡打粉、香蕉、鸡蛋、牛奶，拌匀，制成
面糊。

3. 热锅注油烧热，倒入面糊，煎至呈金黄色，
将松饼盛出，装入盘中即可。

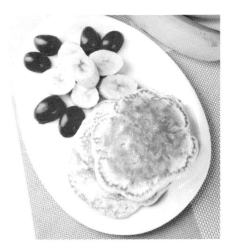

香蕉瓜子奶

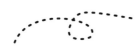

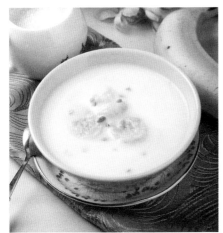

🍳 **材料：** 香蕉 1 根，葵花子仁 15 克，牛奶
150 毫升

🔪 **调料：** 白糖 15 克

🍲 **做法：**

1. 香蕉去皮，切片，装盘待用。

2. 砂锅中注水烧开，放入白糖，拌至溶化，倒
入牛奶、香蕉、葵花子仁，拌匀，煮 2 分钟
至食材入味。

3. 关火后盛出煮好的甜汤，装碗即可。

香蕉粥

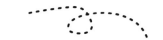

材料: 去皮香蕉 250 克, 水发大米 400 克

做法:

1. 洗净的香蕉切丁。

2. 砂锅中注入清水烧开, 倒入大米, 拌匀, 煮 20 分钟至熟, 再放入香蕉, 续煮 2 分钟至食材熟软, 拌匀。

3. 将煮好的粥盛出, 装入碗中即可。

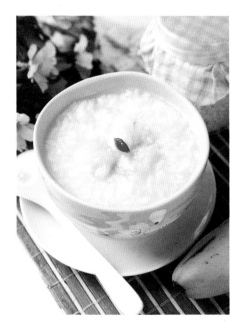

蜜烤香蕉

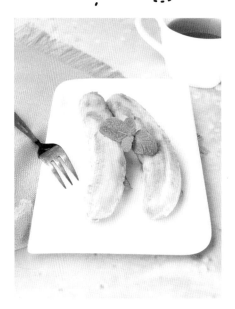

材料: 香蕉 200 克, 柠檬 80 克
调料: 蜂蜜 30 毫升

做法:

1. 香蕉去皮; 洗好的柠檬对半切开。

2. 用油起锅, 放入香蕉, 煎约 1 分钟至两面微黄, 夹出煎好的香蕉, 放入烤盘中, 将香蕉全身刷上蜂蜜, 挤上柠檬汁。

3. 取烤箱, 放入烤盘, 关好箱门, 将上火温度调至 180℃, 选择 "双管发热" 功能, 再将下火温度调至 180℃, 烤 10 分钟至香蕉熟透, 取出烤盘, 将烤好的香蕉放入盘中即可。

香蕉鸡蛋饼

🍶 **材 料：** 香蕉 1 根，鸡蛋 2 个，面粉 80 克

🥄 **调 料：** 白糖、食用油各适量

🍲 **做 法：**

1. 将鸡蛋打入碗中；香蕉去皮，把香蕉肉压烂，
   剁成泥。

2. 把香蕉泥放入鸡蛋中，加入白糖，用筷子打
   散，加入面粉，拌匀，制成香蕉蛋糊。

3. 热锅注油，倒入香蕉蛋糊，煎约 2 分钟至熟，
   把煎好的香蕉蛋饼盛出，用刀将蛋饼切成数
   等分小块，装入盘中即可。

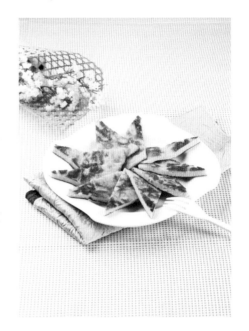

香蕉黑枣饮

🍶 **材 料：** 香蕉 100 克，黑枣 20 克，豆浆 100
毫升

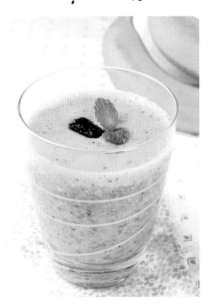

🍲 **做 法：**

1. 香蕉去皮，切小块；洗净的黑枣切开去核，
   切小块。

2. 将香蕉块和黑枣块倒入榨汁机中，加入豆浆。

3. 盖上盖，启动榨汁机，榨约 20 秒成豆浆汁，
   将豆浆汁倒入杯中即可。

牛奶中的天然蛋白能促进色氨酸和松果体素的合成，从而调节大脑神经，改善睡眠，同时有镇静、缓和情绪的作用。

建议用量

100 ～ 200 毫升

食用叮咛

缺铁性贫血、乳糖酶缺乏症、胆囊炎、胰腺炎患者不宜食用。

牛奶

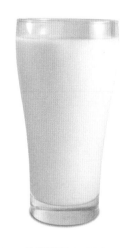

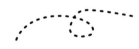

脱脂牛奶焦米粥

🥣 **材 料：** 大米 140 克，脱脂牛奶 160 毫升

🥄 **调 料：** 白糖适量

🍲 **做 法：**

1. 锅置火上，倒入大米，炒至米粒呈焦黄色，盛出，装在盘中。

2. 砂锅中注入清水烧热，倒入大米，拌匀，煮约 35 分钟，至米粒变软。

3. 倒入脱脂牛奶，拌匀，略煮，加入白糖，拌至糖分溶化，盛出煮好的牛奶焦米粥，装在小碗中即成。

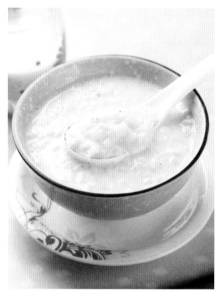

牛奶麦片粥

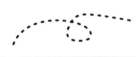 **材 料：** 燕麦片 50 克，牛奶 150 毫升

调 料： 白糖 10 克

做 法：

1. 砂锅中注入清水烧热，倒入牛奶，煮沸，放
   入燕麦片，拌匀，煮约 3 分钟，至食材熟透。

2. 撒上白糖，拌匀、煮沸，至糖分完全熔化。

3. 关火后盛出麦片粥，装入碗中即成。

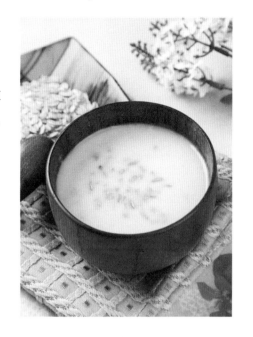

牛奶面包粥

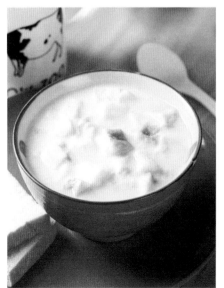

材 料： 面包 55 克，牛奶 120 毫升

做 法：

1. 面包切细条形，再切成丁，备用。

2. 砂锅中注入清水烧开，倒入牛奶，煮沸后倒
   入面包丁，拌匀，煮至变软。

3. 关火后盛出煮好的面包粥即可。

牛奶杏仁露

🥚 **材 料：** 牛奶 300 毫升，杏仁 50 克，水淀粉
50 毫升

🥄 **调 料：** 冰糖 20 克

📋 **做 法：**

1. 砂锅中注入适量清水烧开，倒入杏仁，拌匀，
煮 15 分钟至熟。

2. 加入冰糖，拌至溶化，倒入牛奶，拌匀，用
水淀粉勾芡，稍煮片刻，搅拌至浓稠状。

3. 关火后盛出煮好的杏仁露，装碗即可。

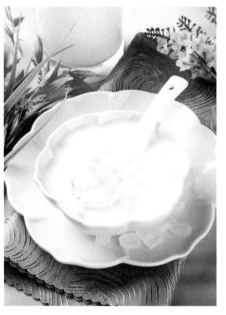

大枣牛奶饮

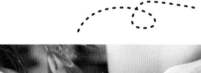

🥚 **材 料：** 牛奶 200 毫升，大枣 30 克

🥄 **调 料：** 白糖 15 克

📋 **做 法：**

1. 砂锅中注入适量清水烧开，倒入大枣，拌匀，
煮 30 分钟至熟软。

2. 倒入牛奶，拌匀，加入白糖，拌至白糖溶化，
煮 3 分钟至入味。

3. 关火后盛出煮好的甜品汤，装碗即可。

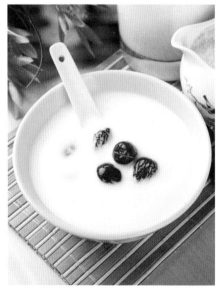

红薯牛奶甜粥

🌙 **材 料：** 糯米100克,红薯300克,牛奶150毫升,
熟鸡蛋1个

🥄 **调 料：** 白糖 25 克

🍲 **做 法：**

1. 砂锅中注入清水烧开，加入糯米、红薯，拌
匀，煮约40分钟，至材料煮熟。

2. 揭盖，加入牛奶、熟鸡蛋，搅拌一下，加入
白糖，搅拌片刻。

3. 待粥煮沸即可关火，盛出煮好的甜粥，装在
碗中即可。

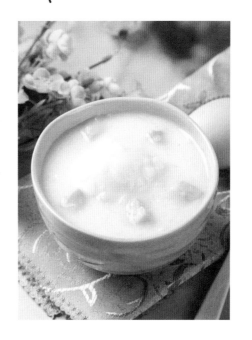

牛奶西米露

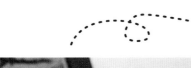

🧄 **材 料：** 西米80克,牛奶30毫升,香蕉70克

🥄 **调 料：** 白糖 10 克

🍲 **做 法：**

1. 香蕉去皮，切成小丁块。

2. 砂锅中注入适量清水烧开，倒入西米，拌匀，
煮 20 分钟。

3. 加入牛奶、香蕉，拌匀，加入白糖，拌匀，
煮至熔化，盛出煮好的甜汤即可。

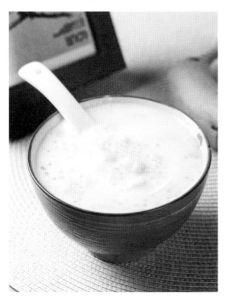

小米

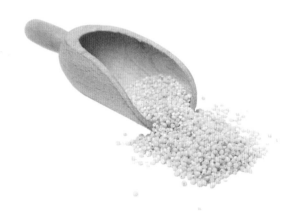

小米营养丰富，其中所含的色氨酸居谷类之首。研究表明，情绪的好坏与体内 5- 羟色胺水平有关，而色氨酸进入人体后可以转化为 5- 羟色胺。中医同样认为小米具有健脾、和胃、安眠的功效。

建议用量

50 ～ 100 克

食用叮咛

忌长时间浸泡或用热水淘米。

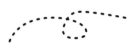

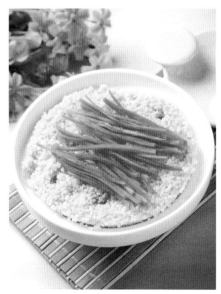

胡萝卜丝蒸小米饭

🥘 **材 料：** 水发小米 150 克，去皮胡萝卜 100 克

🥄 **调 料：** 生抽适量

🍲 **做 法：**

1. 洗净的胡萝卜切丝。

2. 取碗，加入小米、清水，待用。

3. 蒸锅中注入清水烧开，放上小米，蒸 40 分钟至熟，再放上胡萝卜丝，续蒸 20 分钟至熟透，取出蒸好的小米饭，淋上生抽即可。

小米香豆蛋饼

🧄 **材料：** 面粉 150 克，鸡蛋 2 个，水发黄豆 100 克，四季豆 70 克，水发小米 50 克，泡打粉 2 克

🥄 **调料：** 盐 3 克，食用油适量

🍲 **做法：**

1. 四季豆切碎；黄豆切碎，再剁成细末。

2. 将四季豆加 1 克盐、食用油焯水片刻。

3. 将鸡蛋打入碗中，放入四季豆、小米、黄豆、泡打粉、2 克盐、面粉、制成面糊，注入食用油，使面糊纯滑；煎锅中注入食用油，倒入面糊，铺匀，煎至两面呈金黄色，切分成小块即可。

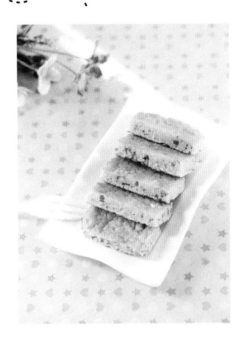

金枪鱼蔬菜小米粥

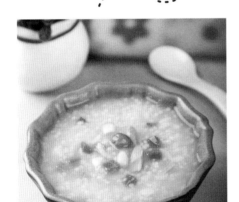

🧄 **材料：** 罐装金枪鱼肉 60 克，水发大米 100 克，水发小米 80 克，胡萝卜丁 55 克，玉米粒 40 克，豌豆 60 克

🥄 **调料：** 盐 2 克

🍲 **做法：**

1. 砂锅中注入清水烧热，倒入小米、大米、玉米粒、豌豆、胡萝卜、金枪鱼，拌匀。

2. 盖上盖，煮约 30 分钟至食材熟透。

3. 揭开盖，加入盐，拌匀，至食材入味，盛出煮好的粥即可。

板栗大枣小米粥

材 料： 板栗仁 100 克，水发小米 100 克，大枣 6 枚

调 料： 冰糖 20 克

做 法：

1. 砂锅中注入清水烧开，倒入小米、大枣、板栗仁，拌匀，煮 30 分钟至食材熟软。
2. 放入冰糖，搅拌约 2 分钟至冰糖熔化。
3. 将煮好的粥盛出，装入碗中即可。

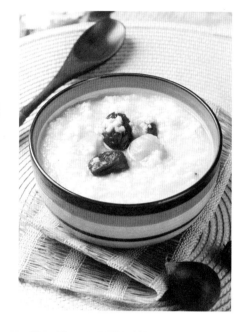

杂菇小米粥

材 料： 平菇 50 克，香菇（干）20 克，小米 80 克

调 料： 盐、鸡粉各 2 克，食用油 5 毫升

做 法：

1. 砂锅中注水烧开，倒入小米、食用油，拌匀，煮 30 分钟至小米熟软。
2. 倒入平菇、香菇，拌匀，续煮 10 分钟至食材入味。
3. 加入盐、鸡粉，拌匀，盛出煮好的粥，装入碗中即可。

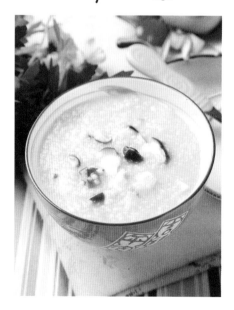

大枣小米粥

材料： 水发小米 100 克，大枣 100 克

做法：

1. 砂锅中注入适量清水烧热，倒入大枣，煮约
   10 分钟，至其变软，捞出，放在盘中。
2. 将凉凉后的大枣切开，取果肉切碎。
3. 砂锅中注入适量清水烧开，倒入小米，煮约
   20 分钟，至米粒变软，倒入大枣，拌匀，
   略煮一小会儿，盛出煮好的粥，装碗即成。

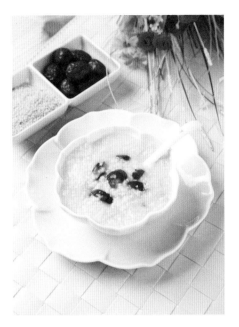

腰果小米豆浆

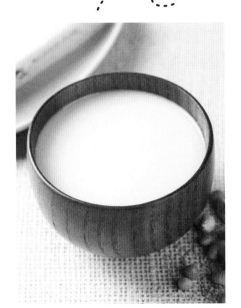

材料： 水发黄豆 60 克，小米 35 克，腰果
20 克

做法：

1. 将已浸泡 8 小时的黄豆倒入碗中，放入小米、
   清水，洗干净，倒入滤网，沥干水分。
2. 把洗好的材料倒入豆浆机中，放入腰果，注
   入清水至水位线，盖上豆浆机机头，开始打
   浆，待豆浆机运转约 20 分钟，即成豆浆。
3. 把煮好的豆浆倒入滤网,滤取豆浆,倒入碗中,
   用汤匙撇去浮沫即可。

莲子

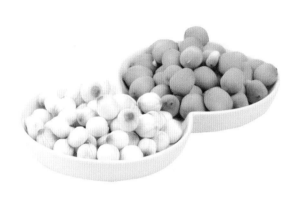

推荐理由

莲子清香可口，具有补心益脾，养血安神等功效。莲子中的莲子碱等成分有镇静作用。

建议用量

5～20克（干品）；20～40克（鲜品）

食用叮咛

平时大便干结，或者腹部胀满的人应少吃。

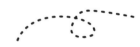

大枣竹荪莲子汤

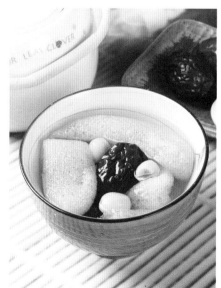

🧄 **材料**：大枣 3 颗，水发竹荪 5 根，水发莲子 130 克

🥄 **调料**：冰糖 40 克

🍲 **做法**：

1. 砂锅注水，倒入莲子、竹荪、大枣、冰糖，拌匀。
2. 加盖，用大火煮开后转小火续煮 40 分钟至食材熟软。
3. 揭盖，关火后盛出甜汤，装碗即可。

瘦肉莲子汤

材 料： 猪瘦肉 200 克，莲子 40 克，胡萝卜 50 克，党参 15 克

调 料： 盐 2 克，鸡粉 2 克，胡椒粉少许

做 法：

1. 洗好的胡萝卜切成小块；猪瘦肉切片。

2. 砂锅中注入清水，加入莲子、党参、胡萝卜、瘦肉，拌匀，煮 30 分钟。

3. 放入盐、鸡粉、胡椒粉，拌至食材入味，盛出煮好的汤料，装入碗中即可。

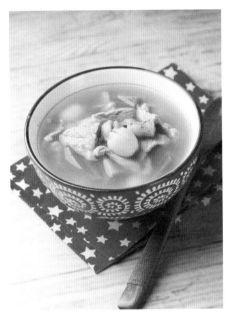

拔丝莲子

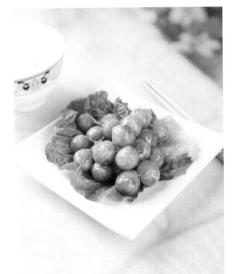

材 料： 鲜莲子 100 克，面粉 30 克，生粉适量

调 料： 白糖 35 克，食用油适量

做 法：

1. 锅中注入清水烧热，放入莲子，煮至食材断生后捞出；面粉装入小碗中，注水，倒入莲子，拌匀，取出莲子，滚上生粉，制成生坯。

2. 热锅注油，烧至四五成热，倒入莲子生坯，炸至熟透，捞出炸好的莲子，沥干油。

3. 用油起锅，放白糖，炒匀，熬至暗红色，倒入莲子炒匀，盛出，食用时拔出糖丝即成。

莲子糯米羹

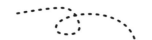

🌙 **材 料：** 莲子 100 克，糯米 60 克

✂ **调 料：** 白糖 10 克

🏠 **做 法：**

1. 砂锅置火上，注入清水烧开，放入糯米、莲子，拌匀，使米粒散开。

2. 盖上盖，烧开后用小火煮约 60 分钟，至食材熟透。

3. 揭盖，加入白糖，拌匀，煮至熔化，盛出煮好的糯米羹，装在碗中即可。

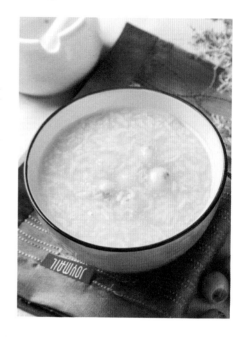

莲子薏米粥

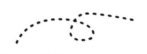

🌙 **材 料：** 薏米 100 克，莲子 50 克，大枣 5 颗

✂ **调 料：** 冰糖 15 克

🏠 **做 法：**

1. 砂锅中注入清水烧开，倒入莲子、薏米、大枣，搅拌一下。

2. 盖上盖，烧开后用小火煮 60 分钟，至材料煮熟。

3. 揭盖，加入冰糖，拌匀，煮约 1 分钟至冰糖熔化，盛出煮好的粥，装在碗中，稍稍冷却后食用即可。

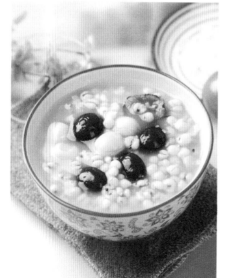

莲子炖猪肚

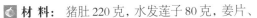

🦪 **材 料：** 猪肚 220 克，水发莲子 80 克，姜片、
　　　　葱段各少许

🥄 **调 料：** 盐 2 克，鸡粉、胡椒粉各少许，料
　　　　酒 7 毫升

🍲 **做 法：**

1. 将洗净的猪肚切开，再切条形。

2. 锅中注入清水烧开，放入猪肚条、3毫升料酒，
   拌匀，煮约 1 分钟，捞出，沥干水分。

3. 砂锅中注入清水烧热，倒入姜片、葱段、猪
   肚、莲子、4毫升料酒，拌匀，煮至食材熟透，
   加入盐、鸡粉、胡椒粉，拌匀，煮至食材入
   味，盛出煮好的猪肚汤，装入碗中即可。

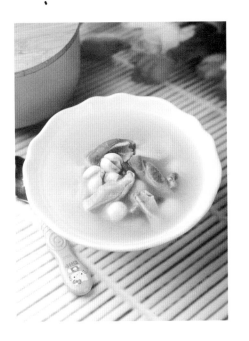

莲子养心安神粥

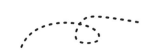

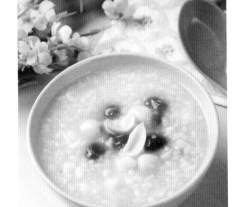

🦪 **材 料：** 大米 100 克，去心莲子 50 克，桂圆
　　　　肉 20 克，百合 20 克

🥄 **调 料：** 冰糖 20 克

🍲 **做 法：**

1. 砂锅中注水烧开，倒入大米、莲子，拌匀，
   煮 30 分钟至食材七八成熟。

2. 倒入百合、桂圆肉，拌匀，续煮 20 分钟至食
   材熟透。

3. 加入冰糖，拌至溶化，盛出煮好的粥，装入
   碗中即可。

三、推荐药材及药膳、药茶

推荐理由

清肝经之热的要药，适用于肝火上炎型精神性脱发。

建议用量

5～20克

食用叮咛

菊花性微寒，脾胃虚寒者应少服。

菊花

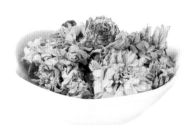

菊花冬瓜皮女贞子汤

材料：

菊花、女贞子各10克，冬瓜皮100克，白糖适量

做法与服法：

将冬瓜皮洗净、切片，和菊花、女贞子一起放入锅中，加适量水，煮烂后加入白糖熔化即成。1日2次，早晚服用。

功效： 清热利湿，清肝固发。

菊花墨旱莲汤

材料：

菊花、墨旱莲各5克，绿豆60克

做法与服法：

将菊花、墨旱莲洗净入锅，加适量清水，煎煮30分钟，去渣取汁，与洗净的绿豆同入锅中，用小火煮至绿豆熟烂即可。

功效： 泻下清肝，生发固发。

菊花墨旱莲粥

材料：

菊花6克，黄芪6克，墨旱莲10克，山药粉30克，柏子仁10克，红糖少许

做法与服法：

取菊花、黄芪、墨旱莲、山药粉、柏子仁加水适量，煮成两碗粥，1日分2次吃。可加少许红糖调味。

功 效： 疏肝清热，养血固发。

菊花苦瓜薏米粥

材料：

苦瓜100克，薏米50克，菊花5克

做法与服法：

将薏米洗净，浸泡3小时；苦瓜洗净、去瓤、切片。将薏米、菊花同煮粥，粥将熟时放入苦瓜即可。

功 效： 清肝经热，固发防脱。

菊花陈皮枸杞茶

材料：

生山楂10克，陈皮5克，枸杞5克，菊花6克

做法与服法：

将生山楂、陈皮、枸杞、菊花晒干研为细末，混合均匀，以上药末放入开水瓶，冲入沸水，加塞，泡约10分钟后饮用。

功 效： 疏肝清热，滋阴生发。

菊花赤豆粥

材料:

菊花 10 克, 赤小豆 30 克, 鲜紫苏叶 10 克, 大米 100 克, 制何首乌 5 克, 红糖少许

做法与服法:

先将大米、赤小豆洗净, 加适量水, 置于大火上煮沸, 加入菊花、紫苏叶、制何首乌, 小火煮至大米烂熟, 去何首乌后分 2 次吃。可加红糖调味即可。

功效: 清肝经热, 益精固发。

菊花熟地黄茶

材料:

菊花、熟地黄各 5 克, 蜂蜜少许

做法与服法:

将菊花、熟地黄用沸水冲泡, 加蜂蜜调味, 代茶饮。

功效: 清肝经热, 乌发固发。

菊花豆米粥

材料:

红小豆、花生米各 50 克, 黑芝麻 25 克, 菊花 5 克

做法与服法:

红小豆、花生米洗净, 用清水浸泡 2 小时, 浸泡的水不用换, 直接下锅, 大火煮 10 ~ 30 分钟, 加入菊花、黑芝麻, 再煮 1 小时, 煮至成粥即可食用。

功效: 清肝降火, 固发生发。

菊花制何首乌汤

材 料:

菊花 10 克,制何首乌 10 克

做法与服法:

把菊花、制何首乌用水煎汤即成,1 日 2 次,早晚服用。

功 效: 泻肝降火,固发生发。

菊花荷叶茶

材 料:

干荷叶碎 15 克,菊花 20 克

做法与服法:

蒸汽萃取壶接通电源,注入清水至水位线,放上漏斗,倒入干荷叶碎、菊花,扣紧壶盖,煮 5 分钟,断电后取出漏斗,将山楂茶倒入杯中即可。

功 效: 清热解毒,固发防脱。

合欢菊花茶

材 料:

合欢花 12 克,菊花 10 克,蜂蜜少许

做法与服法:

将合欢花和菊花放入盛水的碗中,洗掉杂质,捞出。取电解养生壶底座,加清水至水位线,放入合欢花和菊花,煮至有效成分析出,倒出调入蜂蜜即可。

功 效: 解郁安神,舒缓神经。

夏枯草

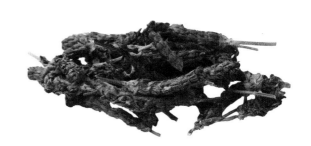

推荐理由

清肝火，散郁结。适用于肝火上炎型精神性脱发。可配合女贞子、制何首乌、旱莲草、熟地黄、侧柏叶、黑芝麻、黑豆等生发的药材、食材使用。

建议用量

3～9克

食用叮咛

脾胃虚弱者慎服。

夏枯草海带粥

材料：

海带、粳米各100克，夏枯草10克，白糖适量

做法与服法：

将海带用温水浸软，换清水漂洗干净，切成碎末；夏枯草用清水洗净。将粳米洗干净，放入锅内，加适量水，置于火上，煮沸后加入夏枯草、海带，拌匀，煮至粥成，加白糖调味即可。

功 效： 疏肝清热，固发养发。

黄瓜制何首乌夏枯草粥

材料：

夏枯草、制何首乌各5克，黄瓜100克，粳米50克，盐少许

做法与服法：

将黄瓜洗净、切片。将夏枯草、制何首乌洗净、煎汁去渣，加适量水，和粳米一起煮粥，粥熟后加入黄瓜和少许盐，搅匀即成。

功 效： 清泄肝火，益血生发。

侧柏叶夏枯草薏米粥

材料：

侧柏叶 50 克，菊花 5 克，夏枯草 5 克，薏米 30 克

做法与服法：

薏米洗净，提前浸泡 3 小时。侧柏叶、菊花、夏枯草、薏米一同放入锅中，加适量清水，用大火烧开，再转用小火熬煮成粥即可。

功 效： 清肝凉血，防脱固发。

黑芝麻夏枯草粥

材料：

黑芝麻 25 克，夏枯草 5 克，粳米 50 克，盐少许

做法与服法：

把夏枯草放入砂锅内煎汁，去渣取汁，在加入黑芝麻、粳米煮至成粥，将熟时加盐调味即可。

功 效： 清肝经热，乌发固发。

黑豆夏枯草粥

材料：

黑豆 30 克，夏枯草 5 克，茯苓 10 克，粳米 60 克

做法与服法：

将黑豆、夏枯草、茯苓洗净，全部倒入砂锅中，加适量清水，大火烧开，再用小火煎 30 分钟，去渣。粳米洗干净，加入药汁中煮成粥即可食用。

功 效： 清肝泻火，补肾固发。

合欢皮

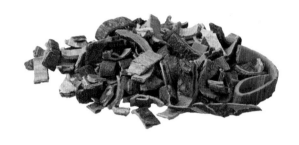

推荐理由

疏肝解郁，清心安神。适用于肝郁脾虚型精神性脱发。可配合女贞子、制何首乌、熟地黄、黑芝麻、黑豆等生发的药材、食材使用。

建议用量

5 ～ 15 克

食用叮咛

溃疡病及胃炎患者慎服，风热自汗、外感不眠者禁服。

合欢皮女贞子猪蹄汤

🧄 **材 料：**

猪蹄 500 克，合欢皮 10 克，女贞子 9 克，蜜枣 20 克，盐、鸡粉各适量

🍲 **做法与服法：**

将合欢皮、女贞子洗净，猪蹄洗净、切块。把全部用料放入锅内，加适量清水，大火煮沸后转小火煲 2 小时，放入盐、鸡粉调味即可食用。

功 效： 疏肝解郁，固肾养发。

合欢皮黑芝麻炒冬瓜

🧄 **材 料：**

冬瓜 200 克，黑芝麻 20 克，合欢皮 10 克，盐、鸡粉、食用油各适量

🍲 **做法与服法：**

将冬瓜去皮、洗净、切块。黑芝麻炒香。合欢皮用水浸泡 1 小时，捣烂取汁。锅置火上，倒入油烧热，放入冬瓜爆炒，加入药汁，收汁，最后撒上黑芝麻，加入盐、鸡粉调味即可。

功 效： 疏肝解郁，养发生发。

小米黑豆合欢皮粥

材料：

合欢皮 15 克，黑豆 50 克，荆芥穗 50 克，小米 150 克

做法与服法：

将合欢皮、荆芥穗洗净，放入砂锅加适量水煎煮，去渣取汁。用药汁煮洗净后的小米、黑豆，一同煮成粥，粥熟即成。

功 效： 滋养肾气，固发生发。

冬瓜制何首乌合欢皮粥

材料：

冬瓜 100 克，合欢皮、制何首乌各 5 克，粳米 50 克

做法与服法：

将合欢皮、制何首乌洗净，烘干，研成细末。冬瓜去皮、洗净、切片。粳米洗净入锅加水熬 1 小时，倒入冬瓜和研好的药末再煮 10 分钟即可。

功 效： 疏肝解郁，固发生发。

合欢皮木耳粥

材料：

黑木耳(干品)15 克，合欢皮 10 克，粳米 100 克，白糖适量

做法与服法：

黑木耳泡发、洗净。粳米洗净。将粳米、黑木耳、合欢皮同放锅内，加适量水，置大火上煮沸，再用小火炖煮 35 分钟，加入白糖拌匀即可。

功 效： 疏肝解郁，养发防脱。

柏子仁

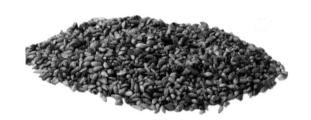

养心安神。适用于心脾两虚型精神性脱发。可配合女贞子、制何首乌、旱莲草、熟地黄、黑芝麻、黑豆等生发的药材、食材使用。

建议用量

5 ～ 15 克

食用叮咛

本品易变质，不宜暴晒。便溏及痰多者不宜食用。

柏子仁鸭肉汤

材料：

柏子仁 15 克，制何首乌 10 克，整鸭肉 1000 克，料酒、盐、鸡粉各适量

做法与服法：

柏子仁洗净备用。整鸭肉洗净。将制何首乌、柏子仁薄片塞入鸭腹中，放入沸水锅中，用大火煮至沸，倒入料酒，改用小火煮 30 分钟，待鸭肉熟烂时，加入盐、鸡粉调味即可。

功 效：养心安神，固发生发。

侧柏叶柏子仁炒冬笋

材料：

柏子仁、侧柏叶各 5 各，冬笋 100 克，食用油、盐、鸡粉各适量

做法与服法：

柏子仁、侧柏叶洗净。冬笋切成细丝。炒锅上旺火，放油烧热至七成热，下入笋丝、柏子仁，略炒后随即将侧柏叶倒入锅内煸炒，加入盐、鸡粉翻炒几下，起锅装盘即成。

功 效：滋阴补肾，养发生发。

柏子仁芝麻白菜

材 料:

柏子仁 10 克，白菜 200 克，黑芝麻 10 克，盐、白醋、食用油各适量

做法与服法:

将白菜洗净，切成约 4 厘米长的段。锅中放油，大火烧热，放入白菜、柏子仁、盐，翻炒至白菜断生，加白醋、黑芝麻炒匀即可。

功 效: 养血安神，养发防脱。

侧柏叶柏子仁粥

材 料:

莲子、侧柏叶、柏子仁各 5 克，小米 100 克

做法与服法:

将莲子、侧柏叶、柏子仁、小米同放砂锅内，加适量水，小火煮粥，代早餐食。

功 效: 宁心安神，补肝肾，防脱发。

女贞子柏子仁养肝茶

材 料:

女贞子 10 克，柏子仁 10 克，白菊花 5 克

做法与服法:

将女贞子洗净，加入适量水煮沸，放入柏子仁、白菊花煮约 15 分钟，最后加入红糖调味。

功 效: 养心安神，补肝肾，生发固发。

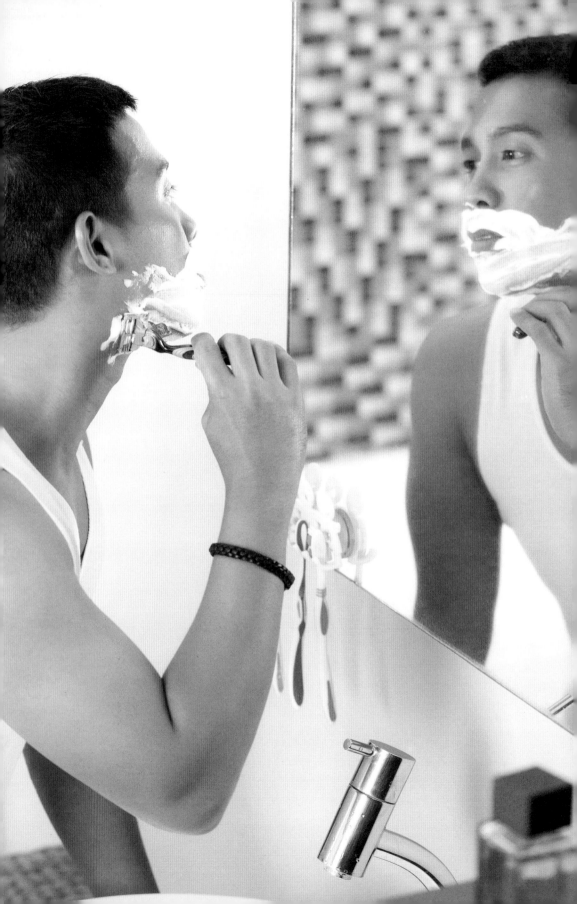

雄激素性脱发，女性也不要掉以轻心

雄激素性脱发也称早秃、男性型脱发，俗称"谢顶"，发病率较高，是雄激素在有遗传易感性的男性或女性中引起的脱发，社会、环境、心理原因也是诱发因素，一般在12～40岁开始出现。雄激素性脱发与遗传因素有关，通常为常染色体显性遗传，男女均可发生，女性脱发程度相对轻于男性，发生率和脱发类型有明显种族差异，白种人发病率最高，黄种人发病率相对低于白种人。

一、雄激素性脱发的原因、表现及用药

1. 引起脱发的原因

（1）现代医学证实，雄激素性脱发者，其体内雄激素大都较多，睾丸分泌的雄激素进入血液循环后，到达头皮刺激毛囊，使毛囊能量代谢和蛋白质代谢发生障碍，致使头发脱落。

（2）雄激素性脱发的遗传基因在男性呈显性遗传，致病因素可由上一代直接遗传给下一代，故男性雄激素性脱发较为多见。

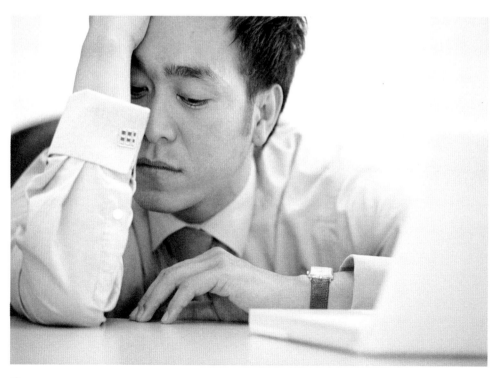

2. 脱发的具体表现

本病多见于男性，常在 20 ~ 30 岁发病。有人统计 25% 在 25 岁前发生；50 岁左右约 50% 的男性患本病，有遗传倾向的一般发病较早。

早期表现：最早的表现是休止期头发的比例增多，与一般的休止期脱发不易区分。这种脱发大多先从前额两侧鬓角部开始，呈 M 形逐渐向上扩展，呈慢性经过。以后头顶部毛发逐渐减少，终至大部分脱落。也有前额鬓角和顶部脱发同时发生或头发自顶部开始脱落的病例。头发逐渐变细软，尤其是新生的部分。额上部和顶部的头发可完全脱落，皮肤光滑、毛孔缩小或遗留少量毳毛，而枕部及两侧颞部仍保留正常的头发，呈马蹄形外观。

脱发速度和范围：脱发速度和范围因人而异，有的仅轻度脱发，时好时坏，或可持续多年不变，有的在短短几年就可达到老年脱发的程度。一般在 30 岁左右发病者病情进展最快。自觉症状缺乏或仅有轻痒。

女性患者表现：女性也可以有类似的脱发，但症状较轻，表现为头顶部头发稀疏，呈弥漫性脱落，但前额部的发际线并不后移，颞部头发很少脱落，不会引起全秃。病情是否与体内雄激素水平相关，还未清楚，但 30% ~ 40% 的女性并发内分泌异常，部分可伴有痤疮、多毛等雄激素过多的表现。患者常有皮脂溢出，导致头屑增多，头皮油腻、瘙痒明显，头发油腻而光亮。

本病仅头发受侵，胡须及其他毛发不受侵犯。

3. 用药原则

西 药：目前西医多主张用抑制雄激素代谢酶或作用于雄激素受体而发挥作用的药物，如非那雄胺片、环丙孕酮、螺内酯、西咪替丁、氟他胺、维生素 B_6 等，配合使用半胱氨酸、米诺地尔等生发、固发的药物，但并不是每个人都适合，一定要在医生观察指导下用药。女性患者在口服雌激素与孕酮避孕药时，要注意选择很小或没有雄激素活性的孕激素如炔诺酮。在此情况下不要服用睾酮或雄激素前体药物，以免引起脱发。

中 药：以健脾，清热，利湿，补肝，固肾，滋阴为主要治疗原则。

二、推荐食材及食谱

推荐理由

黑芝麻具有补肝肾、益精血的作用，有利于头发生长，还可以使头发变黑。

建议用量

10 ～ 50 克

食用叮咛

慢性肠炎患者、便溏腹泻者忌食。

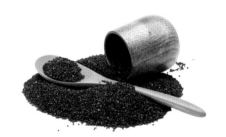

黑芝麻杏仁粥

- **材料**：水发大米 100 克，黑芝麻 10 克，杏仁 12 克
- **调料**：冰糖 25 克
- **做法**：

1. 砂锅中注入清水烧开，倒入大米、黑芝麻、杏仁，拌匀。

2. 盖上盖，大火煮开之后转小火煮 30 分钟至食材熟软。

3. 揭盖，放入冰糖，拌匀，盛出煮好的粥，装入碗中即可。

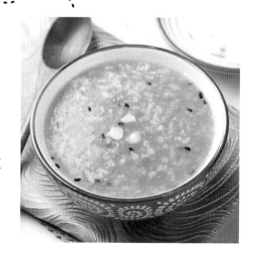

黑芝麻核桃粥

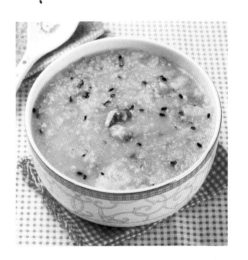

材 料： 黑芝麻 15 克，核桃仁 30 克，糙米 120 克

调 料： 白糖 6 克

做 法：

1. 将核桃仁倒入木臼，压碎，把压碎的核桃仁倒入碗中。

2. 汤锅中注入清水烧热，倒入糙米，拌匀，煮 30 分钟至糙米熟软，再倒入核桃仁，拌匀，煮 10 分钟至食材熟烂。

3. 倒入黑芝麻、白糖，拌匀，煮至白糖溶化，将粥盛出，装入碗中即可。

核桃黑芝麻豆浆

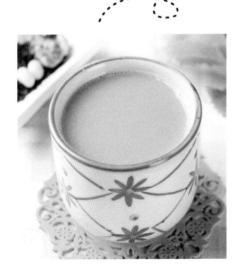

材 料： 水发黄豆 50 克，核桃仁、黑芝麻各 15 克

调 料： 白糖 10 克

做 法：

1. 将已浸泡 8 小时的黄豆倒入碗中，加入清水，洗干净，倒入滤网，沥干水分。

2. 把黄豆、黑芝麻、核桃仁倒入豆浆机中，注入清水，至水位线即可。

3. 盖上豆浆机机头，运转约 15 分钟，即成豆浆，倒入滤网，加白糖拌匀，捞去浮沫即可。

燕麦黑芝麻豆浆

材料： 燕麦、黑芝麻各 20 克，水发黄豆
50 克

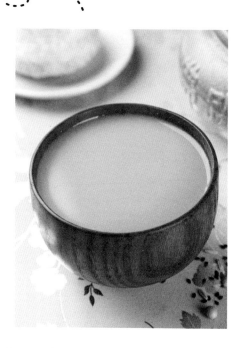

做法：

1. 将燕麦、黄豆倒入碗中，加入清水，洗干净，
   倒入滤网，沥干水分。

2. 把黑芝麻倒入豆浆机中，放入燕麦、黄豆，
   注入清水，至水位线即可。

3. 盖上豆浆机机头，开始打浆，待豆浆机运转
   约 15 分钟，即成豆浆，把煮好的豆浆倒入
   滤网，滤取豆浆，把滤好的豆浆倒入碗中，
   用汤匙捞去浮沫，待稍微放凉后即可饮用。

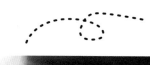

黑芝麻牛奶粥

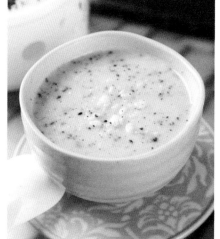

材料： 熟黑芝麻粉 15 克，大米 500 克，牛
奶 200 毫升

调料： 白糖 5 克

做法：

1. 砂锅中注入清水，倒入大米，煮 30 分钟至大
   米熟软。

2. 倒入牛奶，拌匀，续煮 2 分钟至粥入味。

3. 倒入黑芝麻粉、白糖，拌匀，稍煮片刻，盛
   出煮好的粥，装在碗中即可。

浓香黑芝麻糊

材 料: 糯米、黑芝麻各 100 克

调 料: 白糖 20 克

做 法:

1. 锅置火上，倒入黑芝麻，炒香，装盘；备好搅拌机，将黑芝麻倒入干磨杯中，将干磨杯扣在搅拌机中，磨制直至成黑芝麻粉末。

2. 将糯米倒入干磨杯中，操作方法和磨制黑芝麻相同。将磨好的糯米粉装盘。

3. 砂锅中注入清水烧开，分次加入糯米粉，拌至呈黏稠状，再分次倒入黑芝麻粉，拌至和糯米浆均匀融合，最后加入白糖，拌至溶化，盛出煮好的芝麻糊，装碗即可。

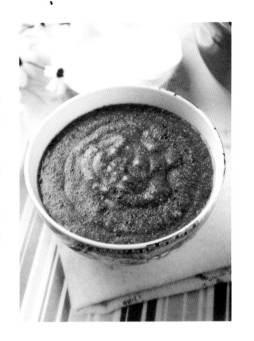

菠菜黑芝麻奶饮

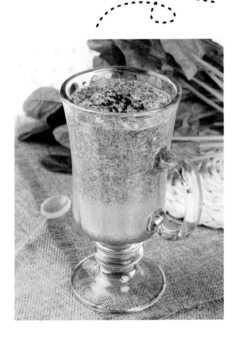

材 料: 菠菜 200 克，磨碎的黑芝麻 20 克，牛奶 100 毫升

调 料: 蜂蜜 20 克

做 法:

1. 洗净的菠菜切段。

2. 沸水锅中倒入菠菜段，焯 2 分钟至断生，捞出，沥干水分。

3. 榨汁机中倒入菠菜段，加入黑芝麻碎、牛奶、凉开水，盖上盖，榨约 25 秒成蔬果汁，将榨好的蔬果汁倒入杯中，淋上蜂蜜即可。

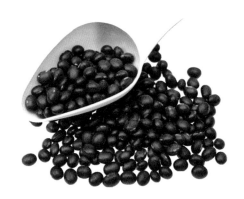

黑豆

推荐理由

黑豆含有人体必需的8种氨基酸，能滋阴生发。中医认为黑豆有滋阴养血、补虚乌发的作用。

建议用量

30 ～ 50 克

食用叮咛

不宜生吃，肠胃不好的人应少吃，以免出现胀气现象。

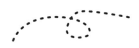

黑豆糯米粥

🍲 **材 料：** 水发黑豆200克，水发糯米250克

🥄 **调 料：** 红糖30克

🍚 **做 法：**

1. 砂锅中注入清水，倒入糯米、黑豆，拌匀。

2. 加盖，大火煮开后转小火煮40分钟，至食材熟透。

3. 揭盖，加入红糖，稍煮片刻至红糖溶化，盛出煮好的粥，装入碗中即可。

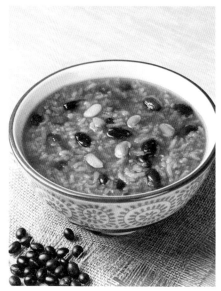

黑豆小麦粥

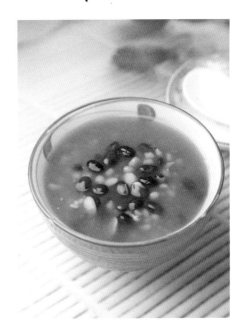

🍲 **材 料：** 水发小麦 170 克，水发黑豆 85 克

🍳 **做 法：**

1. 砂锅中注入清水烧热，倒入洗净的小麦、黑豆，搅拌均匀。

2. 盖上盖，烧开后用小火煮约 1 小时，至食材熟透。

3. 揭盖，搅拌几下，关火后盛出煮好的粥，装入碗中即可。

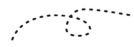

大枣黑豆粥

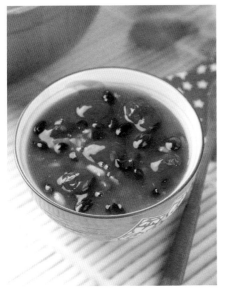

🍲 **材 料：** 水发黑豆 100 克，大枣 10 克

🥄 **调 料：** 白糖适量

🍳 **做 法：**

1. 砂锅中注入清水烧开，放入黑豆、大枣，搅匀，煮开。

2. 加盖，用小火煮 1 小时至粥品熟软浓稠。

3. 揭盖，关火后倒入白糖，搅匀至白糖溶化，盛出粥品，装碗即可。

黑豆紫米露

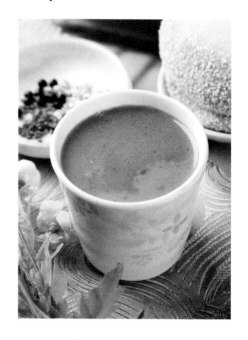

🌙 **材 料：** 水发黑豆 40 克，水发紫米 50 克，
薏米 40 克，核桃仁 10 克，白芝麻
10 克，糯米 40 克

🥄 **调 料：** 白糖 15 克

🍲 **做 法：**

1. 将薏米、糯米、黑豆、紫米、芝麻、核桃仁
倒入豆浆机中，放入白糖，注入清水，至水
位线。

2. 盖上豆浆机机头，开始打浆，待豆浆机运转
约 15 分钟，即成豆浆。

3. 把煮好的黑豆紫米露倒入杯中即可。

山药黑豆粥

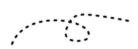

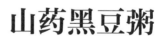

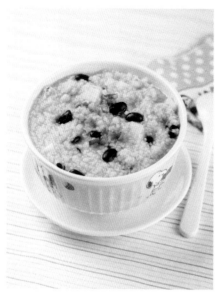

🌙 **材 料：** 小米 70 克，山药 90 克，水发黑豆
80 克，水发薏米 45 克，葱花少许

🥄 **调 料：** 盐 2 克

🍲 **做 法：**

1. 将洗净去皮的山药切成丁。

2. 锅中注入清水烧开，倒入黑豆、薏米、小米，
拌匀，煮 30 分钟，至食材熟软。

3. 放入山药，拌匀，续煮 15 分钟，至全部食材
熟透，放入盐，拌至入味，将煮好的粥盛出，
装入碗中，放上葱花即可。

荷叶小米黑豆豆浆

🌙 **材 料**：荷叶 8 克，小米 35 克，水发黑豆
55 克

🍲 **做 法**：

1. 将小米倒入碗中，放入已浸泡 8 小时的黑豆，
   加入清水，洗干净，倒入滤网，沥干水分。

2. 把荷叶、小米、黑豆倒入豆浆机中，注入清
   水，至水位线即可。

3. 盖上豆浆机机头，开始打浆，待豆浆机运转
   约 20 分钟，即成豆浆，把煮好的豆浆倒入
   滤网，滤取豆浆，倒入碗中，用汤匙撇去浮
   沫即可。

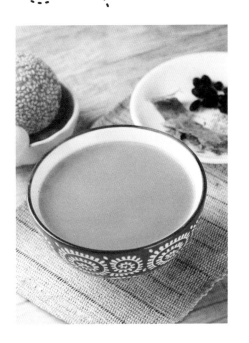

醋泡黑豆

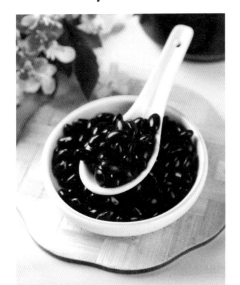

🌙 **材 料**：黑豆 150 克，陈醋 150 毫升

🍲 **做 法**：

1. 煎锅置火上，倒入黑豆，翻炒约 5 分钟，至
   食材裂开。

2. 取一玻璃罐，盛入黑豆，注入陈醋，没过材料。

3. 盖上盖，扣紧，置于阴凉处，浸泡约 7 天，
   取泡好的黑豆，盛放在小碟中即成。

黑木耳

黑木耳富含多种维生素、矿物质，有利于头发的生长。中医认为，黑木耳有养血固肾、固发生发的作用。

建议用量

干品 5 ～ 15 克，泡发 50 ～ 100 克

食用叮咛

黑木耳有活血抗凝的作用，有出血性疾病的人不宜食用。

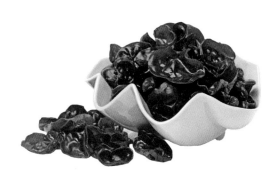

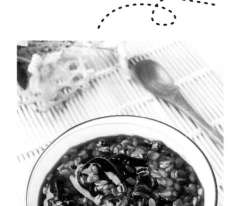

黑糖黑木耳燕麦粥

🍲 **材 料：** 水发黑木耳 95 克，燕麦 90 克

🥄 **调 料：** 黑糖 40 克

🍱 **做 法：**

1. 砂锅注水烧热，倒入燕麦、黑木耳，搅匀。

2. 加盖，用大火煮开后转小火续煮 30 分钟至熟软。

3. 揭盖，倒入黑糖，搅匀，至黑糖完全溶化，盛出煮好的粥，装碗即可。

黑木耳山药煲鸡汤

🧄 **材 料:** 去皮山药100克,水发黑木耳90克,
鸡肉块250克,大枣30克,姜片
少许

🔪 **调 料:** 盐、鸡粉各2克

🍲 **做 法:**

1. 洗净的山药切滚刀块。

2. 锅中注水烧开,倒入鸡肉块,汆一会儿以去
除血水,捞出,沥干水分。

3. 备好电火锅,注水,倒入鸡肉块、山药块、
黑木耳、大枣、姜片,拌匀,炖至食材熟软,
加盐、鸡粉,搅拌,盛出装碗即可。

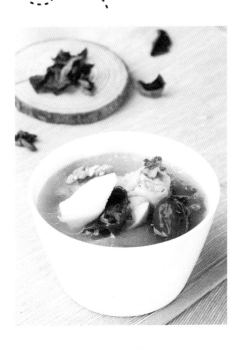

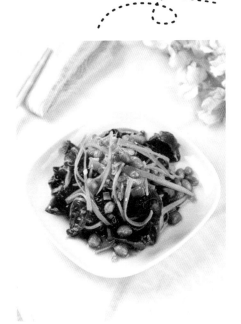

乌醋花生黑木耳

🧄 **材 料:** 水发黑木耳150克,去皮胡萝卜80
克,花生米100克,朝天椒1个,
葱花8克

🔪 **调 料:** 生抽3毫升,乌醋5毫升

🍲 **做 法:**

1. 洗净的胡萝卜切丝。

2. 锅中注入清水烧开,倒入胡萝卜丝、黑木耳,
拌匀,焯一会儿至断生,捞出,放入凉水中。

3. 捞出胡萝卜和黑木耳装碗,加入花生米、朝
天椒、生抽、乌醋,拌匀,装盘,撒上葱花
即可。

五花肉炒黑木耳

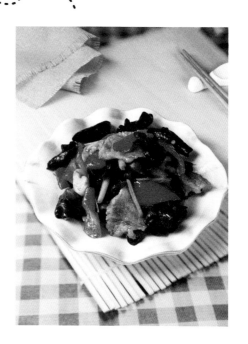

🍲 **材 料：** 五花肉350克，水发黑木耳200克，
红彩椒40克，香芹55克，豆瓣酱
35克，蒜块、葱段各少许

🥄 **调 料：** 盐、鸡粉各1克，生抽、水淀粉各
5毫升，食用油适量

🍳 **做 法：**

1. 洗净的香芹切小段；洗好的红彩椒切滚刀块；
   洗净的五花肉切薄片。

2. 热锅注油，倒入五花肉，煎至油脂析出，放
   入蒜块、葱段、豆瓣酱、黑木耳，炒匀。

3. 加入生抽、红彩椒、香芹，翻炒1分钟至熟，
   放入盐、鸡粉，炒匀至入味，用水淀粉勾芡，
   炒至收汁，盛出菜肴，装盘即可。

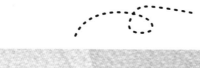

黑木耳拍黄瓜

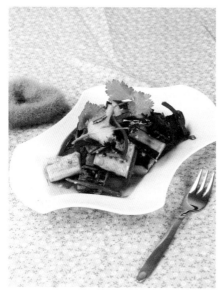

🍲 **材 料：** 黄瓜500克，水发黑木耳80克，蒜末、
红椒丝、葱花各少许

🥄 **调 料：** 盐2克，鸡粉2克，陈醋、辣椒油、
芝麻油各适量

🍳 **做 法：**

1. 洗净的黄瓜拍破，切成段。

2. 锅中注入清水烧开，放入黑木耳，煮至熟，
   捞出焯好的黑木耳，装盘。

3. 取碗，放入蒜末、红椒丝、葱花、陈醋、辣椒油、
   芝麻油、盐、鸡粉、黑木耳、黄瓜，拌匀，
   盛出拌好的材料，装入盘中即可。

黑木耳山药

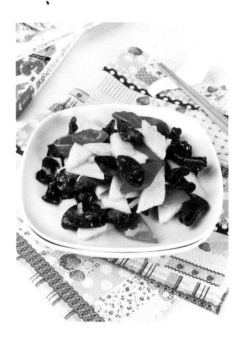

🧄 **材料：** 水发黑木耳80克，去皮山药200克，圆椒40克，彩椒40克，葱段、姜片各少许

🥄 **调料：** 盐2克，鸡粉2克，蚝油3毫升，食用油适量

🍲 **做法：**

1. 洗净的圆椒、彩椒均去子，切成块；洗净去皮的山药切成厚片。

2. 锅中注入清水烧开，倒入山药片、黑木耳、圆椒块、彩椒块，焯至断生，捞出，沥干水分。

3. 用油起锅，倒入姜片、葱段，爆香，放入蚝油，再放入焯好的食材，加入盐、鸡粉，炒至入味，盛出装盘即可。

黑木耳炒双丝

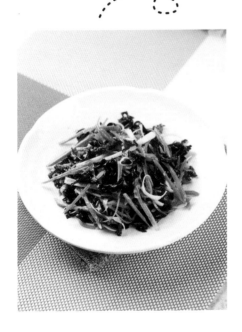

🧄 **材料：** 黑木耳50克，胡萝卜90克，葱丝15克，姜丝、蒜末各少许

🥄 **调料：** 盐3克，鸡粉2克，料酒2毫升，水淀粉、生抽、食用油各适量

🍲 **做法：**

1. 去皮的胡萝卜切丝；洗好的黑木耳切丝。

2. 锅中注水烧开，加入1克盐、食用油、胡萝卜、黑木耳，拌匀，煮至断生，捞出。

3. 用油起锅，放入姜丝、蒜末，爆香，倒入胡萝卜、黑木耳、料酒，炒香，加入2克盐、鸡粉、生抽，炒匀调味，倒入水淀粉勾芡，放入葱丝，炒香，将炒好的食材盛出，装入盘中即可。

含有人体所需的许多维生素、蛋白质和矿物质，却不含脂肪，它具有健脾、利湿的作用，适用于脾胃湿热型雄激素性脱发。

建议用量

100 ～ 200 克

食用叮咛

冬瓜性寒，所以脾胃虚寒、肾虚者不宜多服。

冬瓜

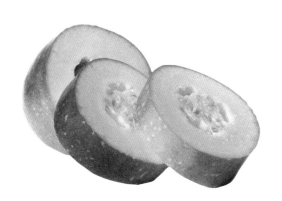

翠衣冬瓜葫芦汤

🥘 **材 料：** 西瓜片 80 克，葫芦瓜 90 克，冬瓜 100 克，大枣 5 克，姜片少许

🥄 **调 料：** 盐、鸡粉各 2 克，料酒 4 毫升，食用油适量

🍲 **做 法：**

1. 葫芦瓜、冬瓜均切片；西瓜片切成小块。

2. 用油起锅，放姜片，爆香，加料酒、水、西瓜、大枣、葫芦瓜、冬瓜，拌匀，煮至食材熟软。

3. 放入盐、鸡粉，搅拌片刻，使其入味，将煮好的汤盛出装入碗中即可。

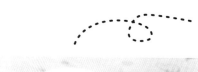

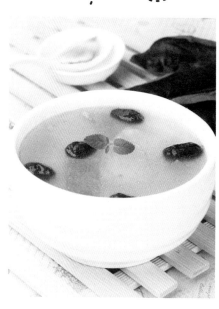

什锦冬瓜卷

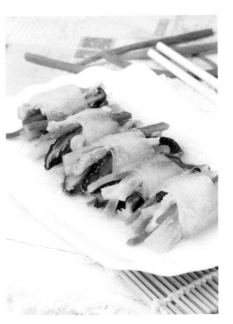

🔖 **材 料：** 鸡腿肉 200 克，冬瓜 300 克，胡萝卜、莴笋各 150 克，水发香菇 50 克，姜片少许

🔖 **调 料：** 盐、鸡粉、白糖各 2 克，料酒 10 毫升，食用油、水淀粉各适量

🔖 **做 法：**

1. 胡萝卜、莴笋、香菇均切丝；冬瓜切薄片。

2. 将胡萝卜、莴笋、香菇焯水；鸡腿肉与姜片、料酒下锅煮熟，捞出，用手撕成丝。

3. 将煮好的食材卷入冬瓜片，蒸 5 分钟；浇上盐、鸡粉、白糖、水淀粉、食用油调制的芡汁即可。

脆皮冬瓜

🔖 **材 料：** 冬瓜 350 克，面粉 100 克
🔖 **调 料：** 盐 3 克，番茄酱、生粉各适量，食用油 5 毫升

🔖 **做 法：**

1. 面粉倒入碗中，加入盐、生粉、清水，搅拌一会儿，制成面糊，再淋入食用油，拌匀，静置 10 分钟。

2. 冬瓜去瓤，切成条，焯水至断生，捞出，裹上一层生粉。

3. 热锅注油，将冬瓜条蘸上面糊，下锅炸至熟软，捞出，放盘中摆好，食用时佐以番茄酱即可。

蒸冬瓜酿油豆腐

🥥 **材 料：** 冬瓜 350 克，油豆腐 150 克，胡萝卜 60 克，韭菜花 40 克

🥄 **调 料：** 芝麻油 5 毫升，水淀粉 3 毫升，盐、鸡粉、食用油各适量

🍲 **做 法：**

1. 油豆腐对半切开；冬瓜用挖球器挖取冬瓜球；胡萝卜切成粒；韭菜花切成小段，去掉花的部分；将冬瓜放在油豆腐上。

2. 蒸锅上火烧开，放入油豆腐，盖上锅盖，蒸 15 分钟至熟，取出油豆腐。

3. 热锅注油烧热，倒入胡萝卜、韭菜花、清水、盐、鸡粉，搅匀调味，加入水淀粉、芝麻油，搅匀，将调好的酱汁浇在冬瓜上即可。

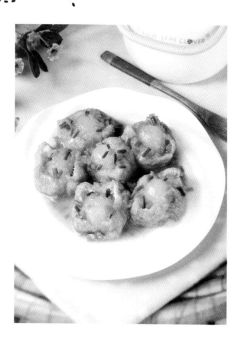

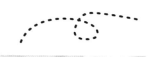

蹄花冬瓜汤

🥥 **材 料：** 猪蹄块 250 克，水发花生米 30 克，冬瓜块 80 克，高汤适量

🥄 **调 料：** 盐 2 克

🍲 **做 法：**

1. 锅中注入清水烧热，倒入猪蹄块，搅拌片刻，汆去血水，捞出，沥干水分，将猪蹄过一次凉水。

2. 砂锅中注入高汤烧开，倒入冬瓜块、猪蹄、花生米，搅拌片刻，煮至食材熟透。

3. 加入盐，搅匀调味，将煮好的冬瓜猪蹄汤盛出，装入碗中即可。

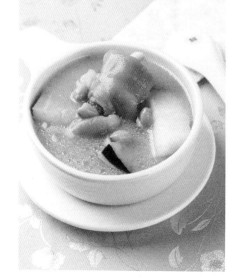

草菇冬瓜球

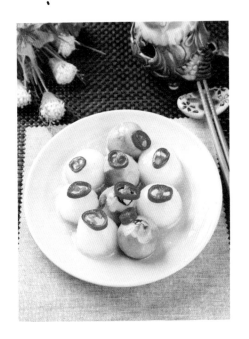

🧅 **材 料：** 冬瓜球 300 克，草菇 100 克，红椒
30 克，高汤 80 毫升

🔪 **调 料：** 盐、鸡粉、胡椒粉各 2 克，水淀粉
4 毫升，食用油适量

📋 **做 法：**

1. 洗净的红椒切成圈。

2. 锅中注入清水烧开，倒入草菇，焯一会儿，
捞出；沸水锅中倒入冬瓜球，焯至断生，捞
出，沥干水分。

3. 热锅注油，倒入高汤、盐、鸡粉、胡椒粉，
搅匀调味，加入冬瓜、草菇、红椒，炒匀，
煮沸，倒入水淀粉勾芡，将炒好的菜肴盛出，
装入盘中即可。

酱冬瓜

🧅 **材 料：** 冬瓜 250 克，蒜片、姜片、葱段各
少许

🔪 **调 料：** 老抽 5 毫升，盐、鸡粉各 2 克，蚝
油 5 毫升，食用油适量

📋 **做 法：**

1. 洗净的冬瓜去子去皮，切成片。

2. 用油起锅，倒入蒜片、姜片、葱段，爆香，
倒入蚝油、冬瓜片、清水、盐，翻炒调味，
焖 5 分钟至熟透。

3. 放入老抽、鸡粉，搅拌入味，将焖好的冬瓜
盛出装入盘中即可。

三、推荐药材及药膳、药茶

推荐理由

补益精血，固肾乌须。适用于肝肾阴虚型雄激素性脱发。

建议用量

10 ～ 30 克

食用叮咛

润肠、解毒宜用生何首乌。

制何首乌

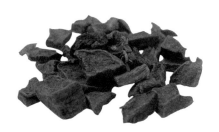

山药制何首乌汤

材料：

水发黑木耳、山药各 100 克，制何首乌 20 克，盐、鸡粉各适量

做法与服法：

黑木耳洗净、撕成小片。制何首乌洗净。山药洗净、去皮、切片。砂锅内加适量清水，加入制何首乌、山药和黑木耳，先用大火煮沸，再用小火煮半个小时，加盐、鸡粉调味即可食用。

功 效：理气祛湿，补益肝肾。

芦笋制何首乌冬瓜汤

材料：

芦笋、冬瓜各 100 克，制何首乌 20 克，盐少许

做法与服法：

将芦笋、冬瓜洗净，一起煮汤，烧开后，加入制何首乌、少许盐即可食用。

功 效：清热利湿，固肾乌须。

制何首乌芹菜粥

材料：

制何首乌30克，新鲜芹菜150克，粳米100克

做法与服法：

制何首乌洗净。新鲜芹菜择洗干净，切碎，放入果汁机中，榨取汁。粳米洗干净，煮粥，待粥将熟时加入芹菜汁和制何首乌，煮至入味，待稍凉即可食用。

功 效： 滋阴补肾，乌须生发。

大枣制何首乌茶

材料：

大枣10枚，制何首乌30克

做法与服法：

将制何首乌洗净，放入铁锅，炒香，研成粗末，放入密封袋中，封口。将大枣洗净。每次取1袋制何首乌末、5枚大枣放入茶杯中，用沸水冲泡，加盖焖15分钟即可。

功 效： 补益精血，固肾乌须。

制何首乌决明蜜茶

材料：

制何首乌10克，决明子12克，蜂蜜少许

做法与服法：

将制何首乌打碎，与决明子共用水煎，加蜂蜜服用。

功 效： 清肝明目，固肾乌须。

黑豆制何首乌柏子仁饮

材料:

黑豆 50 克, 制何首乌 20 克, 柏子仁 30 克, 粟米 100 克, 蜂蜜 20 克

做法与服法:

将柏子仁洗净, 与洗净的黑豆、粟米、制何首乌都放入砂锅, 加水, 浸泡 1 小时。待黑豆泡透, 用大火煮沸, 煮 1 小时, 待黑豆熟软, 加蜂蜜拌匀即可。

功 效: 滋补肝肾, 生发固发。

灵芝制何首乌茶

材料:

制何首乌 30 克, 灵芝 15 克

做法与服法:

将制何首乌洗净打碎, 灵芝洗净切成细小块, 同时放入水中煮开即可饮用。

功 效: 滋阴补肾, 固发防脱。

淡菜制何首乌鸡汤

材料:

淡菜 50 克, 制何首乌 10 克, 陈皮 7 克, 鸡腿 180 克, 姜片少许, 料酒、盐、鸡粉各适量

做法与服法:

锅中注水烧开, 放鸡腿, 余去血水, 捞出。砂锅中注水烧开, 放鸡腿、淡菜、制何首乌、陈皮、姜片、料酒, 煮至食材熟透。放盐、鸡粉, 拌至食材入味, 盛出即可。

功 效: 固发生发。

制何首乌菊花茶

材料:

制何首乌、菊花各 30 克，肉苁蓉 25 克，陈皮 50 克

做法与服法:

将制何首乌洗净打碎，菊花洗净杂质，肉苁蓉、陈皮洗净。混合一起通风处干燥即成。每次取 30 克，沸水冲泡代茶饮。

功 效: 清热凉血，固肾生发。

制何首乌柏子仁粥

材料:

制何首乌 30 克，柏子仁 15 克，粳米 50 克

做法与服法:

将制何首乌洗净，切碎，与粳米、柏子仁一同放入锅中煮至成粥，1 日 1 剂，分 2 次温热服食，连服 5 ~ 7 天为 1 个疗程。

功 效: 滋补肝肾，固发防脱。

山楂双仁露

材料:

鲜山楂 200 克，制何首乌 50 克，核桃仁 50 克

做法与服法:

将山楂洗净，去核。将山楂、制何首乌放入锅中，加水煎，取汁适量，加入核桃仁，隔水蒸 1 小时即可食用。

功 效: 理气健脾，固发防脱。

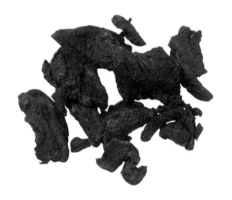

熟地黄

推荐理由

补血滋阴，益精固发。适用于肝肾阴虚型雄激素性脱发。

建议用量

5～15克

食用叮咛

脾胃虚弱、气滞痰多、腹满便溏者禁服。

熟地黄洋参丝瓜汤

🧄 **材 料：**

熟地黄10克，西洋参3～4片，丝瓜200克

🍲 **做法与服法：**

将丝瓜切成小块，加入熟地黄、西洋参及清水300毫升，煎煮20分钟左右即可饮用。

功 效： 滋阴养血，固发生发。

熟地黄当归炖鸡汤

🧄 **材 料：**

鸡腿1只，熟地25克，当归15克，川芎5克，炒白芍10克，盐适量

🍲 **做法与服法：**

鸡腿洗净剁块，放入沸水中余至断生捞起冲净；药材用清水快速冲净；将鸡腿和所有药材放入炖锅，加6碗水以大火煮开，转小火续炖30分钟；起锅后，加盐调味即成。

功 效： 补益气血，滋阴固发。

熟地黄山药炖乳鸽

材料：

熟地黄 5 克，山药 30 克，乳鸽
300 克，盐、鸡粉、食用油各适量

做法与服法：

处理好的乳鸽洗净。熟地黄、山药洗净
后切片，与乳鸽一起放入炖锅中，加适
量水，隔水蒸 2 小时，加盐、鸡粉、食
用油调味即成。

功 效： 补益肝肾，益精固发。

山药熟地黄饭

材料：

山药 50 克，熟地黄 10 克，大米
100 克

做法与服法：

将山药、熟地黄和大米，用清水洗干净，
装进一个小碗里，再加入适量的清水，
上锅用中火蒸 20 分钟左右，即可食用。

功 效： 理气健脾，补肾固发。

玫瑰花熟地黄茶

材料：

玫瑰花瓣 2 ~ 5 克，熟地黄 10 克

做法与服法：

把玫瑰花瓣、熟地黄放入茶杯内，用沸
水冲泡，加盖闷泡片刻，代茶饮。1 日
1 剂，2 ~ 3 周为 1 个疗程。

功 效： 行气活血，滋阴生发。

推荐理由

补肝肾阴，固发乌须。适用于肝肾阴虚型雄激素性脱发。

建议用量

10 ～ 15 克

食用叮咛

可配墨旱莲、桑葚等同用，加强固发、乌须的效果。

女贞子

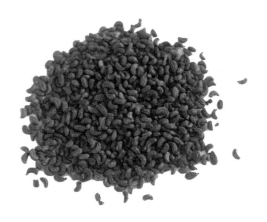

黄芪女贞子瘦肉汤

材料：

猪瘦肉 250 克，黄芪、女贞子各 50 克，大枣 10 枚

做法与服法：

黄芪、女贞子洗净。大枣洗净、去核。猪瘦肉洗净切成小块。将全部材料放入锅内，加清水适量，用大火煮沸，转小火炖 2 ～ 3 小时，调味即可。

功 效：生津润燥，滋阴固发。

女贞子猪骨汤

材料：

猪脊骨 500 克，女贞子 50 ～ 100 克

做法与服法：

将猪脊骨加适量水熬成 3 碗汤，去骨及浮油，加入女贞子，再煎至 2 碗即成，分 2 次服完。1 日服 1 次。

功 效：益气滋阴，固发生发。

百合女贞子炒鳝丝

材料：

鲜百合 15 克，女贞子 10 克，芹菜
100 克，黄鳝 100 克，盐、料酒、
食用油各适量

做法与服法：

百合掰成瓣，洗净；女贞子洗净，去梗；
黄鳝切成丝；芹菜洗净，切段。炒锅置
火上烧热，加入鳝丝、料酒，翻炒，放
入百合、女贞子、芹菜段、盐，炒熟即可。

功 效： 生津润燥，补肝肾，养血生发。

双仁女贞子粥

材料：

酸枣仁、柏子仁各 12 克，女贞子
15 克，粳米 50 克

做法与服法：

先将粳米加水煮成粥，再加入酸枣仁、
柏子仁、女贞子煮熟后即可食用。

功 效： 滋阴养血，益肾防脱。

女贞子柏子仁猪肝粥

材料：

女贞子、柏子仁各 12 克，猪肝、
大米各 100 米，桑葚 15 克，盐、
料酒各少许

做法与服法：

女贞子、柏子仁去杂质和蒂根，洗净；
猪肝洗净，切薄片，用料酒腌渍片刻；
大米洗干净。大米放锅内，加桑葚、柏
子仁、女贞子、猪肝片、盐，煮成粥即可。

功 效： 益肾滋阴，生发固发。

茯苓

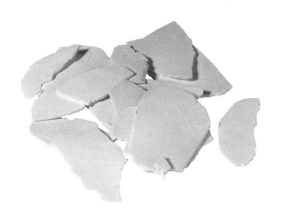

推荐理由

利水，渗湿，健脾。适用于脾胃湿热型雄激素性脱发。

建议用量

10 ～ 15 克

食用叮咛

虚寒精滑或气虚下陷者忌服。可配合女贞子、制何首乌、墨旱莲、熟地黄、黑芝麻等合用，达到清热利湿、固发生发的效果。

茯苓蛋花汤

材料：

茯苓 10 克，鸡蛋 1 个，盐、鸡粉各少许

做法与服法：

茯苓洗净，备用。将鸡蛋打碎，放入煮沸的汤锅中，用大火煮至沸，加入茯苓，改用小火煮 30 分钟，加入盐、鸡粉各少许，拌至均匀即可。

功效： 清热，利湿，健脾。

茯苓清炒丝瓜

材料：

茯苓 5 克，丝瓜 100 克，白糖、盐、鸡粉、食用油各适量

做法与服法：

丝瓜洗净、去皮、切片；茯苓洗净切碎。锅置火上，放油烧至七成热，下入丝瓜略炒，再加入茯苓、盐、鸡粉、白糖翻炒几下，起锅装盘即成。

功效： 清热利湿，固发防脱。

茯苓苦瓜粥

材料：
苦瓜 100 克，茯苓 10 克，粳米 30 克，白糖适量

做法与服法：
将苦瓜洗净、切片，下锅煮开，倒入粳米煮粥，粥熟后加茯苓稍煮片刻，再加适量白糖即可。

功 效：清热去火，健脾利湿。

茯苓芝麻粳米粥

材料：
茯苓 5 克，黑芝麻 10 克，粳米 100 克，冰糖适量

做法与服法：
将粳米放于砂锅中，加适量水煮至粥稠，放入茯苓、黑芝麻、冰糖，再煮片刻，每日早晚各服 1 次。

功 效：清热利湿，固发养发。

茯苓制何首乌饮

材料：
茯苓 10 克，制何首乌 5 克

做法与服法：
把茯苓、制何首乌加适量清水煮沸，滤渣即可服用。

功 效：滋阴，利湿，防脱发。

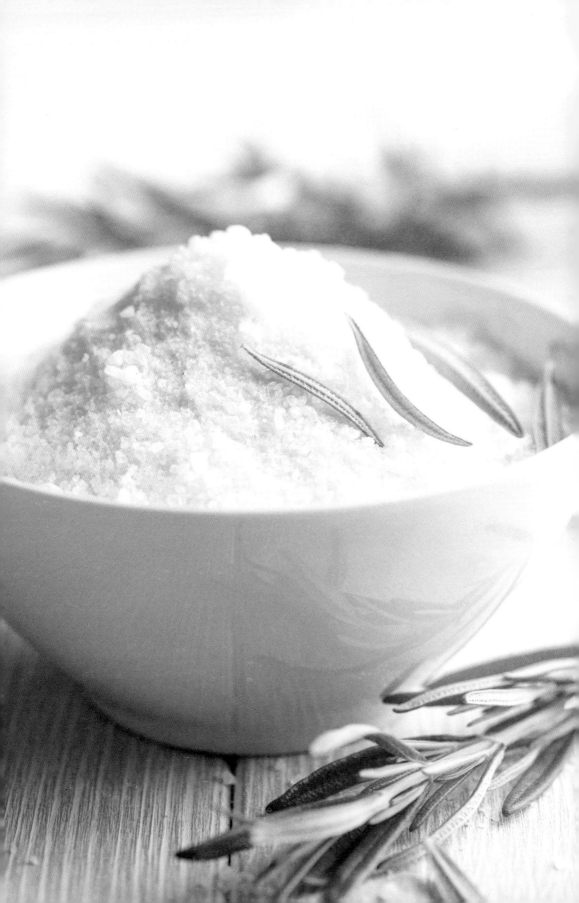

Part
6

营养代谢性脱发，请管好你的嘴

饮食上食糖或食盐过量，蛋白质、锌、铁等元素的缺乏，以及某些代谢性疾病，如胱氨酸尿症等，都会在一定程度上造成头发脱落，这类脱发称为"营养代谢障碍性脱发"。下面我们就介绍怎么管理好饮食，对这类脱发进行食疗和调理。

一、营养代谢性脱发的原因、表现及用药

1. 引起脱发的原因

食糖过量引起的脱发：食糖性脱发为食糖过量引起的脱发。糖在人体的新陈代谢过程中，形成的酸性物质，破坏 B 族维生素，扰乱头发的代谢，致使头发生长异常。

食盐过量引起的脱发：食盐性脱发为食盐过多造成的头发脱落。盐分可导致人体内水的潴留，同样在头发内可造成滞留水分过多，影响头发正常生长发育。同时，头发里过多的盐分给细菌滋生提供了良好的场所，易出现头皮方面的病症。

蛋白质缺乏引起的脱发：头发的组成材料主要是蛋白质，它和维生素 C 等物质，在体内反应生成胶原蛋白，如果蛋白质缺乏，会影响头发的生长。

锌、铁缺乏引起的脱发：锌和铁参与合成多种与头发代谢和催化剂，体内锌、铁摄入不足，必然会影响头发的生长。

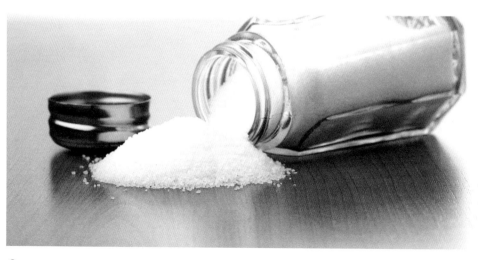

2. 脱发的具体表现

食糖过量引起的脱发：头发逐渐因失去黑色的光泽而枯黄。过多的糖在体内可使皮脂增多，可诱发头发发生脂溢性皮炎，继而大量脱发。

食盐过量引起的脱发：脱发并伴有头皮分泌油脂过多，头垢增多。

蛋白质缺乏引起的脱发：头发受损程度不一，常见毛发纤细而且易碎，成胎毛样，头发颜色变淡，伴有脱发症状。

锌缺乏引起的脱发：常见的症状为腹泻，并伴有脱发症状。

铁缺乏引起的脱发：这类患者常有贫血症状，如全身乏力、唇眼发白等，并伴有头皮瘙痒、头发颜色变浅、脱发等症。

3. 用药原则

主要通过饮食调养，如因食糖、食盐引起，可减少糖、盐的摄入量；蛋白质缺乏可补充蛋白质粉，缺铁、锌，可补充铁、锌剂。营养药物可以和脱发药物联合使用。

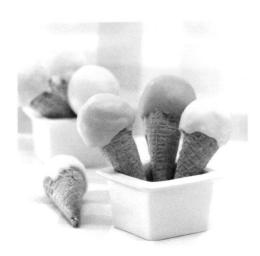
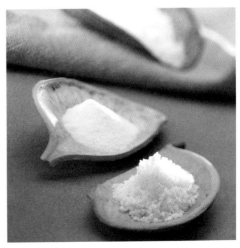

二、推荐食材及食谱

推荐理由

牛肉富含肌氨酸、维生素 B_6、钾和蛋白质、锌、镁、铁，这些都是头发生长所必需的的营养物质。

建议用量

50 ～ 100 克

食用叮咛

清炖牛肉能较好地保留营养成分。

牛肉

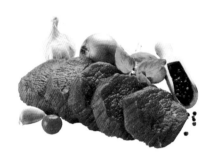

花豆炖牛肉

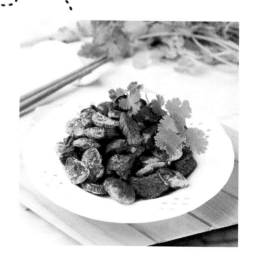

材料： 牛肉 160 克，水发花豆 120 克，姜片少许

调料： 盐 2 克，鸡粉 3 克，料酒 6 毫升，生抽 4 毫升，食用油适量

做法：

1. 洗净的牛肉切块。

2. 锅中注水烧开，倒入牛肉，余去血水，捞出。

3. 用油起锅，放入姜片，爆香，倒入牛肉、料酒、生抽、清水、花豆、盐，拌匀，炖 2 小时，放入鸡粉，炒匀，盛出装盘即可。

南瓜豌豆牛肉汤

材 料： 牛肉150克，南瓜180克，口蘑30克，
豌豆70克，姜片、香叶各少许

调 料： 料酒6毫升，盐、鸡粉各2克

做 法：

1. 口蘑洗净切小块；南瓜去皮洗净切片；牛肉洗净切成片。

2. 锅中注水烧开，放入豌豆、口蘑、南瓜，焯半分钟，捞出；再倒入牛肉焯至转色，捞出。

3. 砂锅中注水烧热，放姜片、香叶、牛肉、料酒，放入焯好的食材，拌匀，炖熟，放鸡粉、盐，搅匀调味，煮好的汤盛出装碗即可。

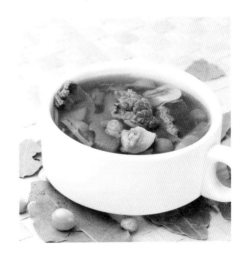

萝卜丝蒸牛肉

材 料： 白萝卜200克，牛肉150克，蒜蓉、姜蓉各5克，葱花2克

调 料： 盐2克，辣椒酱5克，蒸鱼豉油、料酒各8毫升，香油、生抽各适量

做 法：

1. 洗净的白萝卜、牛肉切丝。

2. 萝卜装碗，加盐，腌渍；肉丝装碗，加料酒、蒸鱼豉油、生抽、姜、蒜、香油、辣椒酱，腌渍。

3. 萝卜丝，去除多余水分，倒入牛肉，拌匀，放蒸盘中，蒸至食材熟透，撒上葱花即可。

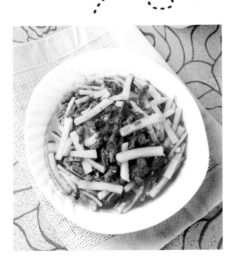

滑蛋牛肉

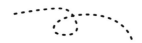

🍲 **材 料：** 牛肉 100 克，鸡蛋 2 个，葱花少许

🔧 **调 料：** 盐 4 克，水淀粉 10 毫升，鸡粉、食粉、
生抽、味精、食用油各适量

🍳 **做 法：**

1. 洗净的牛肉切薄片，装入碗中，加入食粉、
   生抽、2 克盐、味精、5 毫升水淀粉、食用油，
   拌匀，腌渍 10 分钟；鸡蛋打入碗中，加入
   2 克盐、鸡粉、5 毫升水淀粉，搅匀。

2. 热锅注油，烧至五成热，倒入牛肉，滑油至
   转色，捞出；把牛肉倒入蛋液中，加入葱花，
   搅匀。

3. 锅底留油，烧热，倒入蛋液，煎片刻，炒至
   熟透，将炒好的材料盛出装盘即成。

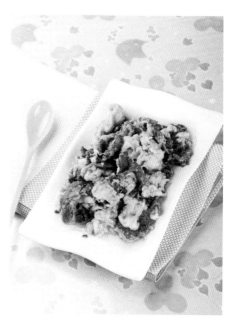

陈皮豆角炒牛肉

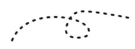

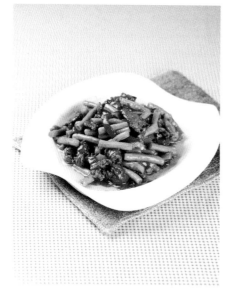

🍲 **材 料：** 陈皮 10 克，豆角 180 克，红椒 35 克，
牛肉 200 克，姜片、蒜末、葱段各
少许

🔧 **调 料：** 盐、鸡粉、料酒、生抽、水淀粉、
食用油各适量

🍳 **做 法：**

1. 豆角切段；红椒、陈皮均切丝；牛肉切片。

2. 牛肉片放碗，放陈皮、全部调料，拌匀，腌渍入味；
   豆角放食用油、盐，焯至断生，捞出。

3. 油起锅，放入姜、蒜、葱、红椒，爆香，加
   入牛肉、料酒、豆角、鸡粉、盐、生抽，炒匀，
   倒入水淀粉勾芡，炒至入味，盛出即可。

笋干烧牛肉

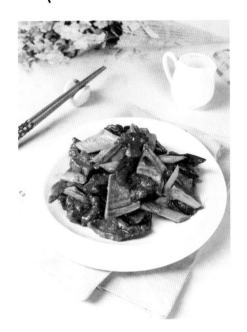

- **材料：** 牛肉 300 克，水发笋干 150 克，蒜苗 50 克，干辣椒 15 克，姜片少许
- **调料：** 盐、鸡粉、白糖各 2 克，胡椒粉 3 克，料酒 3 毫升，生抽、水淀粉各 5 毫升，食用油适量

做法：

1. 笋干切块；蒜苗斜刀切段；牛肉切片。

2. 热水锅中倒入笋干，焯至去除异味，捞出；牛肉装碗加入 1 克盐、1 克鸡粉、料酒、胡椒粉、水淀粉，腌渍入味。

3. 另起锅注油，加牛肉，滑油，捞出；热锅注油，倒入姜、干辣椒，爆香，放笋干、牛肉、生抽、白糖、蒜苗，1 克盐、1 克鸡粉炒至入味即可。

草菇炒牛肉

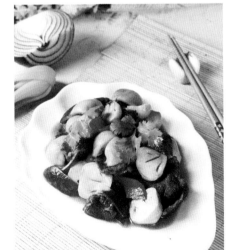

- **材料：** 草菇 300 克，牛肉 200 克，洋葱 40 克，红彩椒 30 克，姜片少许
- **调料：** 盐、鸡粉、胡椒粉、蚝油、生抽、料酒、水淀粉、食用油各适量

做法：

1. 洋葱、红彩椒均切块；草菇切花刀，牛肉切片。

2. 牛肉装碗加食用油、盐、料酒、胡椒粉、水淀粉，腌渍至入味；锅中放草菇，焯至断生，捞出；锅中倒入牛肉，余去除血水，捞出。

3. 另起锅注油，放姜片，爆香，加洋葱、红彩椒、牛肉、草菇、生抽、蚝油，炒熟，加水、盐、鸡粉、水淀粉，炒至收汁，盛出即可。

推荐理由

牡蛎含有丰富的锌元素及铁、磷、钙、优质蛋白质、糖类等多种营养成分，有利于头发的生长。其性微寒，味咸，有滋阴潜阳、补肾涩精的功效。

建议用量

50 ～ 100 克

食用叮咛

牡蛎肉不宜与糖同食。

牡蛎

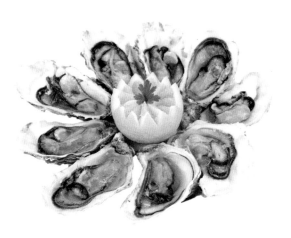

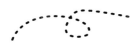

韭黄炒牡蛎

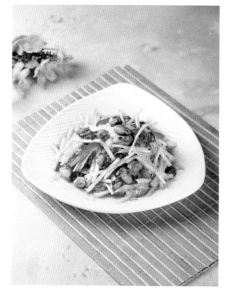

材 料： 牡蛎肉400克，韭黄200克，彩椒50克，姜片、蒜末、葱花各少许

调 料： 生粉、生抽、鸡粉、盐、料酒、食用油各适量

做 法：

1. 洗净的韭黄切段；洗好的彩椒切条。

2. 牡蛎装碗，加入全部调料，拌匀，捞出。

3. 热锅注油烧热，放姜、蒜、葱、爆香，加牡蛎、彩椒，炒匀，倒入韭黄段，炒匀，盛出炒好的菜肴即可。

煎生蚝鸡蛋饼

🧄 **材 料：** 韭菜 120 克，鸡蛋 110 克，生蚝肉
100 克

🔪 **调 料：** 盐、鸡粉、料酒、水淀粉、食用油
各适量

🍲 **做 法：**

1. 韭菜切成粒；鸡蛋打入碗中，拌匀，制成蛋液。

2. 锅中注水烧开，倒入生蚝肉、料酒，煮约 1
分钟，捞出；往蛋液中倒入生蚝肉，加入盐、
鸡粉、韭菜粒、水淀粉，搅匀，制成蛋糊。

3. 油起锅，放入蛋糊，炒至断生，放蛋糊中，
即成生坯；锅底留油，倒生坯，煎至熟透即成。

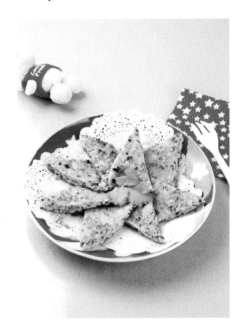

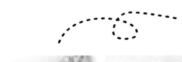

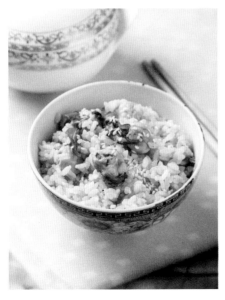

生蚝蒸饭

🧄 **材 料：** 水发大米 300 克，生蚝 150 克，熟
白芝麻、葱花、姜末、蒜末各少许

🔪 **调 料：** 生抽 5 毫升，料酒 4 毫升，胡椒粉、
芝麻油各适量

🍲 **做 法：**

1. 生蚝加葱、姜、蒜、料酒、2 毫升生抽，
腌渍。

2. 蒸锅中注水烧开，放生蚝，蒸至食材熟透。

3. 砂锅注水，加大米，煮熟，放生蚝、3 毫升生抽、
芝麻油、胡椒粉，拌匀，焖至入味，盛出，
撒白芝麻即可。

姜葱生蚝

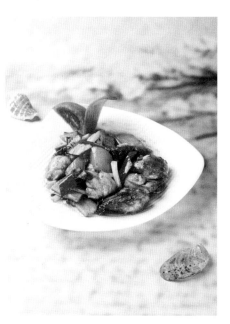

🧄 **材料：** 生蚝肉180克，彩椒、红椒各35克，
姜片30克，蒜末、葱段各少许

🥢 **调料：** 盐、鸡粉、白糖、生粉、老抽、料酒、
生抽、水淀粉、食用油各适量

🍲 **做法：**

1. 锅中注水烧开，放生蚝肉，炒片刻，捞出；
   生蚝装碗，加生抽、生粉，腌渍至入味。

2. 热锅注油，烧至五成热，放入生蚝肉，拌匀，
   炸至其呈微黄色，捞出。

3. 锅底留油，放入姜片、蒜末、红椒片、彩椒片，
   爆香，倒入生蚝肉、葱段、料酒、老抽、生
   抽、盐、鸡粉、白糖、炒匀，倒入水淀粉，
   炒至食材熟透，盛出炒制好的菜肴即成。

蒜香蒸生蚝

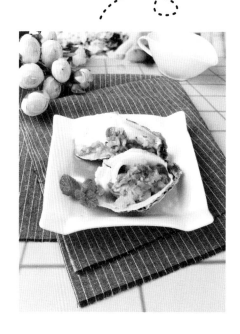

🧄 **材料：** 生蚝4个，柠檬汁15毫升，蒜末20
克，葱花5克

🥢 **调料：** 蚝油5毫升，食用油20毫升，盐3克

🍲 **做法：**

1. 取碗，倒入生蚝肉、盐、柠檬汁，拌匀，腌
   渍10分钟。

2. 用油起锅，倒入蒜末，爆香，放入葱花、蚝油，
   翻炒至入味，盛出炒好的蒜末，装入碗中。

3. 将生蚝肉放入生蚝壳中，再淋上炒香的蒜末，
   取电蒸锅，注入清水烧开，放入生蚝，盖上盖，
   蒸8分钟，取出蒸好的生蚝，待凉后即可食用。

紫菜生蚝汤

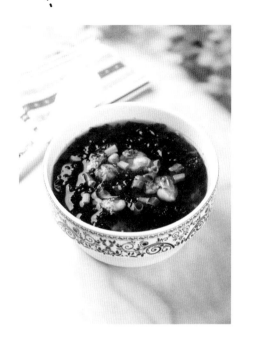

🦪 **材 料：** 紫菜 5 克，生蚝肉 150 克，葱花、
姜末各少许

🔪 **调 料：** 盐、鸡粉各 2 克，料酒 5 毫升

🍲 **做 法：**

1. 锅中注入清水烧开，倒入生蚝肉、料酒，略
煮一会儿，捞出，沥干水分。

2. 另起锅，注入清水烧开，倒入生蚝、姜末、
紫菜、盐、鸡粉，搅匀，煮片刻至食材入味，
将煮好的汤料盛入碗中，撒上葱花即可。

黑豆生蚝粥

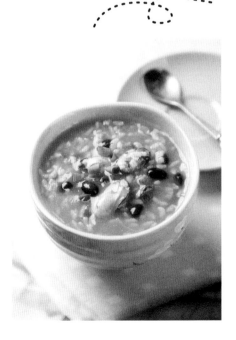

🦪 **材 料：** 水发黑豆 80 克，生蚝 150 克，水发
大米 200 克，姜丝、葱花各少许

🔪 **调 料：** 盐 2 克，芝麻油适量

🍲 **做 法：**

1. 锅中注入清水烧开，倒入生蚝，略煮一会儿，
捞出。

2. 砂锅中注入清水，放入黑豆，煮 20 分钟，再
倒入大米，拌匀，煮 40 分钟至大米熟软。

3. 放入生蚝、姜丝，拌匀，续煮 20 分钟至食材
熟透，加入盐、芝麻油，拌匀，盛出煮好的粥，
装入碗中，撒上葱花即可。

山药是一味平补脾胃的药食两用
之品。含有淀粉酶、多酚氧化酶
等营养物质，有利于脾胃的消化
和吸收，对脱发也有一定的调理
作用。

建议用量

50～100 克

食用叮咛

山药有收涩的作用，所以大便燥
结者不宜多食。

山药

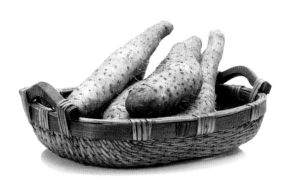

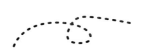

山药莴笋炒鸡胗

🌙 **材料：** 山药 120 克，莴笋 100 克，鸡胗 90 克，
红椒 15 克，姜、蒜、葱各少许

🍴 **调料：** 盐、鸡粉、蚝油、生抽、料酒、水淀粉、
食用油各适量

📋 **做法：**

1. 山药、莴笋均切片；红椒、鸡胗均切小块。

2. 鸡胗装碗，放入全部调料，腌渍至入味；把
山药、红椒、莴笋均焯水片刻，捞出。

3. 注油起锅，放姜、蒜、葱，爆香，加鸡胗、焯水
的食材，炒熟即可。

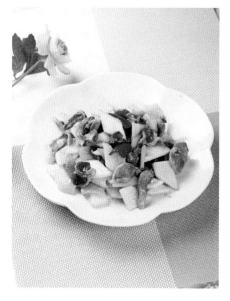

山药胡萝卜鸡翅汤

🥘 **材 料：** 山药 180 克，鸡中翅 150 克，
胡萝卜 100 克，姜片、葱花各少许

🍴 **调 料：** 盐、鸡粉、胡椒粉、料酒各适量

🍲 **做 法：**

1. 山药切丁；胡萝卜切小块；鸡中翅斩成小块。

2. 锅中注水烧开，倒入鸡中翅、料酒，煮沸，
撇去浮沫，捞出。

3. 砂锅中注入清水烧开，倒入鸡中翅、胡萝卜、
山药、姜片、料酒，拌匀，煮至熟透，放入
盐、鸡粉、胡椒粉，撇去锅中浮沫，拌匀，
把煮好的汤盛出，放入葱花即可。

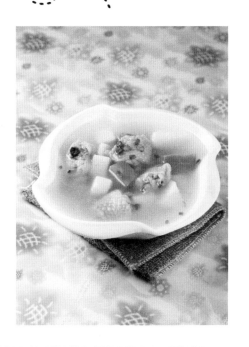

山药肚片

🥘 **材 料：** 山药 300 克，熟猪肚 200 克，青椒、
红椒各 40 克，姜、蒜、葱各少许

🍴 **调 料：** 盐、鸡粉各 2 克，料酒 4 毫升，生
抽 5 毫升，水淀粉、食用油各适量

🍲 **做 法：**

1. 山药切片；青椒、红椒均切小块；熟猪肚切片。

2. 锅中注水烧开，加食用油、山药、青椒、红椒，
拌匀，焯至食材八成熟后捞出，沥干水分。

3. 油起锅，放姜、蒜、葱，爆香，加焯过水的食材、
猪肚、料酒、生抽、盐、鸡粉、水淀粉，炒熟
即成。

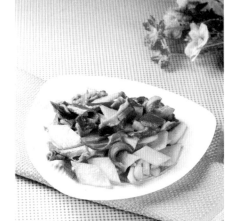

山药大枣鸡汤

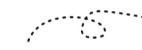

🧄 **材 料：** 鸡肉 400 克，山药 230 克，大枣、
枸杞、姜片各少许

🥄 **调 料：** 盐 3 克，鸡粉 2 克，料酒 4 毫升

🍲 **做 法：**

1. 洗净去皮的山药切滚刀块；洗好的鸡肉切块。

2. 锅中注入清水烧开，倒入鸡肉块、2 毫升料酒，
拌匀，煮约 2 分钟，撇去浮沫，捞出，沥干
水分。

3. 砂锅中注入清水烧开，倒入鸡肉块、大枣、
姜片、枸杞、2 毫升料酒，拌匀，煮至食材
熟透，加入盐、鸡粉，拌匀，煮片刻至食材
入味，盛出煮好的汤料，装入碗中即可。

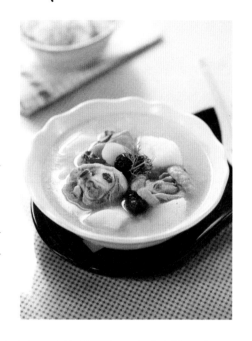

健脾山药汤

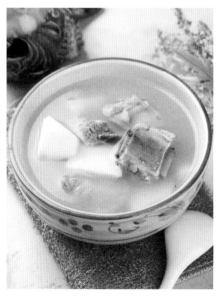

🧄 **材 料：** 排骨 250 克，姜片 10 克，山药 200 克

🥄 **调 料：** 盐 2 克，料酒 5 毫升

🍲 **做 法：**

1. 锅中注水烧开，放入排骨、2 毫升料酒，拌匀，
氽约 5 分钟至去除血水及脏污，捞出。

2. 砂锅中注入适量清水烧开，放入姜片，倒入
排骨、3 毫升料酒，拌匀，煮 30 分钟至排骨
八九成熟。

3. 放入山药，拌匀，续煮 30 分钟至食材入味，
加入盐，拌匀，盛出煮好的汤，装碗即可。

西红柿炒山药

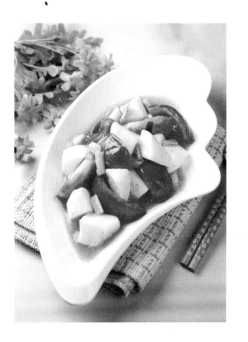

- **材 料：** 去皮山药200克，西红柿150克，
  大蒜5克，葱段15克
- **调 料：** 盐、白糖各2克，鸡粉3克，水淀粉、
  食用油各适量
- **做 法：**

1. 洗净的山药切成块状；洗好的西红柿切成小
   瓣；处理好的大蒜切片。

2. 锅中注入清水烧开，加入盐、食用油、山药，
   拌匀，焯片刻至断生，捞出。

3. 用油起锅，倒入大蒜、西红柿、山药，炒匀，
   加入盐、白糖、鸡粉、水淀粉、葱段，翻炒
   至熟，将炒好的菜肴盛出即可。

蓝莓山药泥

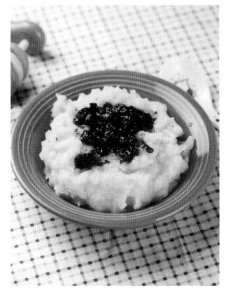

- **材 料：** 山药180克，蓝莓酱15克
- **调 料：** 白醋适量
- **做 法：**

1. 去皮洗净的山药切成块；把山药浸入清水中，
   加入白醋，拌匀，去除黏液，捞出。

2. 把山药放入烧开的蒸锅中，蒸15分钟至熟，
   取出；把山药倒入大碗中，先用勺子压烂，
   再捣成泥，取碗，放入山药泥，再放上蓝莓
   酱即可。

薏米

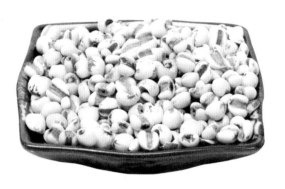

推荐理由

中医认为薏米有健脾和胃、祛湿的功效。薏米中含有维生素 E，可改善头皮的血液循环，对脱发有一定的调理功效。

建议用量

50 ～ 100 克

食用叮咛

烹饪薏米前，最好提前浸泡，这样更容易煮熟。

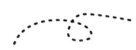

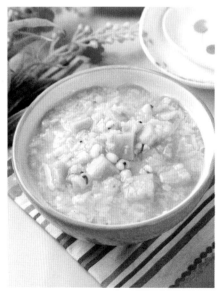

薏米红薯糯米粥

🍲 **材 料：** 薏米 30 克，红薯 300 克，糯米 100 克

🥄 **调 料：** 蜂蜜 15 毫升

🍳 **做 法：**

1. 砂锅中注入清水烧开，加入薏米、糯米，拌匀，煮约 40 分钟，至米粒变软。

2. 加入红薯块，搅拌一下，续煮约 20 分钟，至食材煮熟。

3. 关火，凉凉后加入蜂蜜，拌匀，盛出煮好的粥，装在碗中即可。

大枣薏米大麦粥

材料： 薏米 30 克，水发大麦、大枣、花生米各 20 克，黑米、水发大米、水发小米各 10 克

做法：

1. 砂锅中注入清水烧开，倒入大米、花生、大麦、大枣、薏米、小米、黑米，拌匀。

2. 加盖，大火煮开转小火煮 1 时至食材熟软。

3. 揭盖，稍稍搅拌一下，将煮好的粥盛出装入碗中即可。

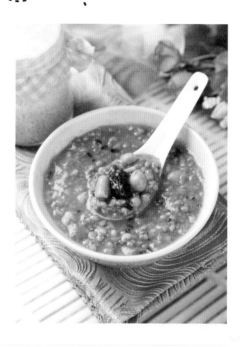

美白薏米粥

材料： 水发大米 250 克，水发薏米 100 克

做法：

1. 砂锅中注入适量清水烧开，倒入大米、薏米。

2. 加盖，小火煮 30 分钟至熟。

3. 揭盖，搅拌均匀，将煮好的粥盛出，装入碗中即可。

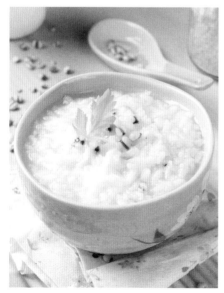

土茯苓薏米汤

材料： 土茯苓薏米汤汤料 1/2 包（土茯苓、薏米、绿豆、陈皮、生地），老鸭块 200 克

调料： 盐 2 克

做法：

1. 将土茯苓、生地装入隔渣袋中，放入碗中，倒入清水泡发 10 分钟；将薏米、绿豆、陈皮分别装入碗中，倒入清水进行不同时间的泡发。

2. 砂锅注水烧开，放老鸭块，氽片刻，盛出。

3. 砂锅中注入清水，放入老鸭块、土茯苓、生地、绿豆、薏米，拌匀，煮熟，倒入陈皮、盐，拌至入味，盛出煮好的汤，装入碗中即可。

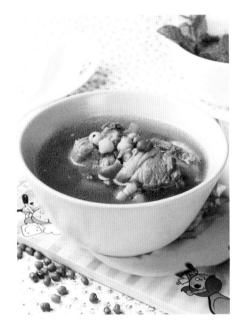

扁豆薏米排骨汤

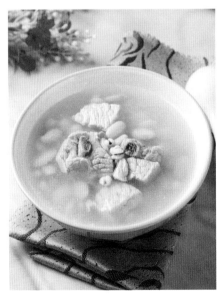

材料： 水发扁豆 30 克，水发薏米 50 克，排骨 200 克

调料： 料酒 8 毫升，盐 2 克

做法：

1. 锅中注入清水烧开，放入洗净切段的排骨、料酒，氽去血水，捞出，沥干水分。

2. 砂锅中注入清水烧热，放入排骨、薏米、扁豆，搅拌片刻，煮 1 个小时至食材熟软。

3. 加入盐，搅拌片刻，使食材入味，将汤盛出装入碗中即可。

绿豆薏米炒饭

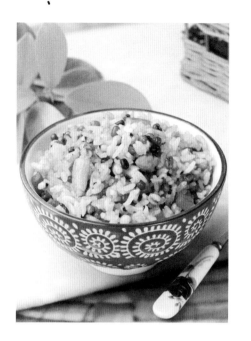

- **材 料：** 水发绿豆 70 克，水发薏米 75 克，米饭 170 克，胡萝卜丁 50 克，芦笋丁 50 克
- **调 料：** 盐、鸡粉各 1 克，生抽 5 毫升，食用油适量
- **做 法：**

1. 沸水锅中倒入绿豆、薏米，拌匀，煮 30 分钟至熟软，盛出绿豆和薏米，装盘。
2. 用油起锅，倒入胡萝卜丁、芦笋丁、绿豆、薏米、米饭，炒至食材熟软，加入生抽、盐、鸡粉，炒匀调味，将炒饭装碗即可。

高粱薏米花生粥

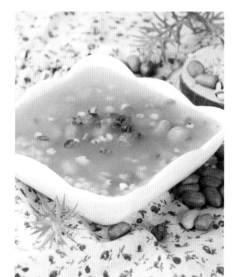

- **材 料：** 水发高粱米 100 克，水发薏米、花生米各 90 克，姜丝、葱花各少许
- **调 料：** 盐、鸡粉各 2 克
- **做 法：**

1. 砂锅中注入清水烧开，倒入薏米、高粱米、花生米，拌匀。
2. 盖上盖，烧开后用小火煮 90 分钟，至食材熟透。
3. 揭盖，放入盐、鸡粉，拌匀调味，加入姜丝、葱花，拌匀，盛出煮好的粥，装入碗中即可。

三、推荐药材及药膳、药茶

推荐理由

行气消食，健脾开胃。适用于脾胃气虚型营养代谢障碍性脱发。

建议用量

6 ~ 15 克

食用叮咛

如需健脾和胃，最好服用生麦芽。

麦芽

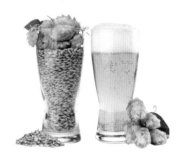

麦芽黑芝麻粥

🧄 **材料：**

粳米 150 克，生麦芽、炒麦芽各 50 克，黑芝麻 20 克，红糖适量

🥣 **做法与服法：**

将麦芽放入锅内，加适量清水煎煮，去渣。锅置火上，放入药汁、粳米、黑芝麻煮粥，等粥熟时，加红糖搅拌溶化即可。

功效： 理气健脾，养胃乌须。

麦芽黑豆粥

🧄 **材料：**

麦芽 3 克，粳米 30 ~ 60 克，黑豆 20 克，白糖适量

🥣 **做法与服法：**

将黑豆、粳米、麦芽加水同煮，先用小火煮沸，改小火煮至粳米熟软，加白糖调味即可。

功效： 健脾和胃，固肾乌须。

黑豆麦芽茶

材料：

黑豆 15 克，麦芽 20 克，白糖 5 克

做法与服法：

黑豆洗净，在水中泡 2 ~ 3 小时，麦芽洗净。把黑豆、麦芽放入炖杯内，加水。把炖杯置于大火上烧沸，再用小火煎煮 20 分钟，去渣，加入白糖拌匀即成。

功 效： 健脾和胃，益精生发。

制何首乌山楂麦芽饮

材料：

制何首乌、生山楂、麦芽各 10 克

做法与服法：

将制何首乌、生山楂洗净，麦芽洗干净，一同放入砂锅中，加适量水，先用大火烧开，再用小火煎 20 分钟即可。代茶饮用。

功 效： 健脾和胃，补肾养发。

青叶熟地麦芽饮

材料：

大青叶、熟地各 10 克，麦芽 15 克

做法与服法：

把大青叶、熟地、麦芽洗净，放入砂锅中，加入适量清水，煮沸后小火煮 15 分钟，滤去残渣即可服用。

功 效： 健脾益气，和胃固发。

郁金

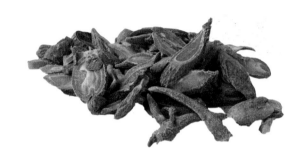

行气化瘀，疏肝解郁。可配合制何首乌、黑芝麻、黑豆等生发的药材、食材使用。适用于肝胃不和型营养代谢障碍性脱发。

建议用量

6 ～ 15 克

食用叮咛

阴虚失血及无气滞血瘀者忌服，孕妇慎服。

香芹郁金

🧄 **材 料：**

香芹 300 克，鲜郁金 30 克，胡萝卜 10 克，水发黑木耳 20 克，盐、食用油各适量

🥣 **做法与服法：**

香芹切段；郁金一瓣一瓣剥开；胡萝卜切片；黑木耳去掉根部及杂质。锅中放油烧热，锅中放入胡萝卜、香芹、黑木耳、郁金翻炒，加盐，炒至熟即可。

功 效： 清热滋阴，生发固发。

郁金黑豆蒸南瓜

🧄 **材 料：**

老南瓜 1 个（约 600 克），鲜郁金 30 克，黑豆 50 克，生粉 10 克，盐、鸡粉各少许

🥣 **做法与服法：**

黑豆用高压锅压软。老南瓜去皮，切片；鲜郁金掰开，放入南瓜中，加黑豆、盐，蒸锅蒸至南瓜熟软，取出，沥出汤汁，倒入炒锅中加热，放鸡粉、生粉，淋南瓜上即可。

功 效： 滋阴补肾，固发防脱。

郁金侧柏叶韭菜瘦肉汤

材 料:

郁金 60 克，猪瘦肉 120 克，韭菜 20 克，鸡蛋 1 只，侧柏叶 20 克，盐、胡椒、鸡粉各适量

做法与服法:

猪瘦肉切块；韭菜切段。先把郁金、侧柏叶、猪瘦肉一同放入锅内，加水，煲约 1 小时，放入韭菜及拌匀的鸡蛋液，煮 5 分钟，加盐、胡椒、鸡粉调味食用。

功 效: 疏肝和胃，固肾乌须。

熟地黄郁金粥

材 料:

熟地黄 30 克，郁金（干品）20 克，粳米 250 克，盐少许

做法与服法:

将熟地黄、郁金、粳米全部放入锅内煮粥，待粥稠时加入盐即成。

功 效: 补血生发，益肾固发。

郁金女贞子蜂蜜饮

材 料:

郁金 30 克，女贞子 15 克，蜂蜜 15 毫升

做法与服法:

将郁金、女贞子洗净装入布袋，然后放于烧锅内，加水适量浸泡片刻，煮沸后用小火再煎 10 分钟左右，用蜂蜜调味即可。

功 效: 疏肝和胃，益精生发。

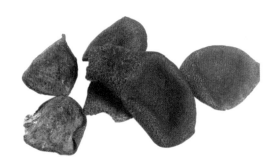

陈皮

推荐理由

理气健脾。可配合制何首乌等生发的药材、食材使用。适用于脾胃气滞型营养代谢障碍性脱发。

建议用量

6 ～ 15 克

食用叮咛

气虚证、阴虚燥咳、吐血症及舌赤少津、内有实热者慎服。

制何首乌陈皮粥

🧄 **材 料：**

制何首乌 10 克，陈皮 5 克，粳米 60 克

🥣 **做法与服法：**

将制何首乌、陈皮洗净，全部倒入砂锅中，加适量清水，大火烧开，再用小火煎 30 分钟，去渣。粳米洗干净，加入药汁中煮成粥即可食用。

功 效：健脾和胃，益肾固发。

黑豆陈皮薏米粥

🧄 **材 料：**

黑豆 50 克，陈皮 5 克，薏米 30 克

🥣 **做法与服法：**

将薏米、黑豆洗净，提前浸泡 3 小时。将陈皮、薏米和黑豆一同入锅，加适量清水，用大火烧开，再转用小火熬煮成稀粥。

功 效：固发放脱，健脾和胃。

熟地黄陈皮粥

材料：
陈皮 10 克，熟地黄 10 克，粳米
100 克，盐少许

做法与服法：
将陈皮、熟地黄洗净，煎汁去渣，加适
量水，和粳米一起煮粥，粥熟后加入盐
调味即成。

功 效： 滋阴润燥，益气养发。

陈皮墨旱莲山药

材料：
陈皮 6 克，墨旱莲 3 克，山药 100 克，
冰糖适量

做法与服法：
将山药洗净、切片。把陈皮、墨旱莲放
入砂锅内煎汁，去渣取汁，放入山药煮
熟时，加入冰糖，再煮沸即可食用。

功 效： 清热滋阴，生发固发。

侧柏叶陈皮蜜饮

材料：
侧柏叶 10 克，蜂蜜 10 毫升，陈皮
5 克

做法与服法：
把侧柏叶、陈皮、蜂蜜放入沸水中泡做
茶饮。

功 效： 健脾和胃，固肾乌须。

神曲

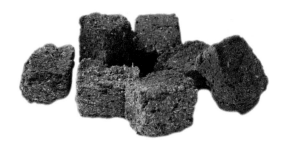

推荐理由

健脾消食，理气化湿。可配合制何首乌、墨旱莲、女贞子、熟地黄、侧柏叶、黑芝麻、黑豆等生发的药材、食材使用。适用于脾胃气虚型营养代谢障碍性脱发。

建议用量

6～15 克

食用叮咛

脾阴不足，胃火盛者慎服。

神曲女贞子鸭肉汤

材料：

鸭肉 300 克，神曲 35 克，女贞子 15 克

做法与服法：

将神曲去皮洗净切成小块、女贞子洗净待用。鸭肉洗净切成块，与女贞子、神曲一同放入砂锅内，加清水适量，以大火煮沸后，改用小火煲 1 小时，调味食用。

功 效： 健脾和胃，补肾养发。

神曲熟地黄汤

材料：

神曲 30 克，熟地黄 15 克

做法与服法：

将神曲洗净去皮待用，熟地黄洗净用纱布包好，放入砂锅内，加清水适量，先用大火煮沸后改用小火煲 1.5 小时，放入神曲同煮 30 分钟，调味即可。

功 效： 健脾开胃，益肾生发。

西红柿块拌神曲

材料：

西红柿 250 克，神曲 10 克，芝麻油 5 毫升，老抽 10 毫升，盐、鸡粉各少许

做法与服法：

西红柿去掉果蒂，切丁块。把神曲叶肉取出，煮 3 ~ 5 分钟，捞出，切神曲叶肉成丁块，铺在西红柿上。把芝麻油、老抽、鸡粉、盐兑成汁，浇在上面即可。

功 效： 滋阴健脾，和胃养发。

神曲制何首乌粥

材料：

神曲 30 克，制何首乌 15 克，粳米 100 克

做法与服法：

先将神曲、制何首乌煎汁，再入粳米同煮成粥。

功 效： 健脾胃，防脱发。

神曲熟地黄茶

材料：

神曲 10 克，苹果 3 个，熟地黄 10 克，蜂蜜少许

做法与服法：

取神曲、苹果、熟地黄一起榨取原汁，加入蜂蜜，调好口味，饮用。1 日 2 次，1 次 5 克。

功 效： 健脾和胃，益精生发。

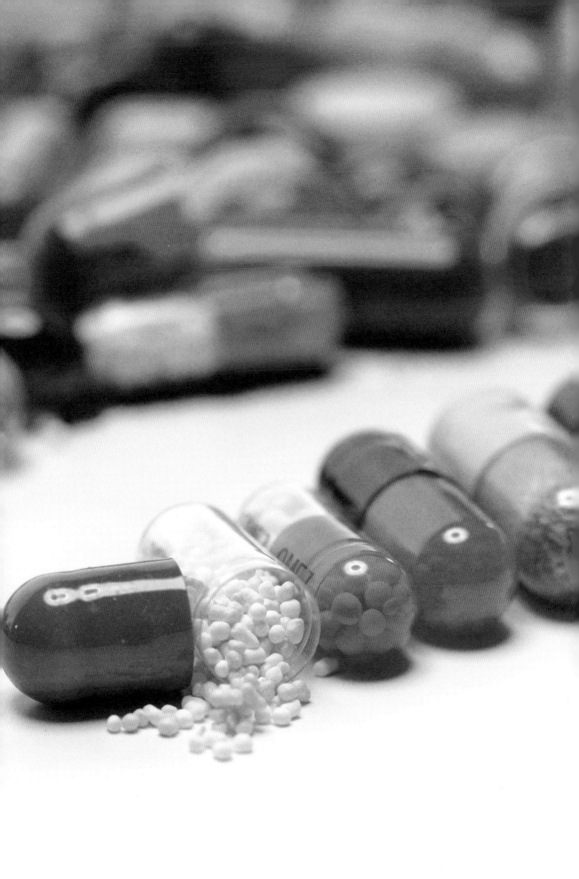

想远离脱发，这些化学物质你得远离

化学性脱发常见于肿瘤病人接受抗癌药物治疗，长期使用某些化学制剂如常用的庆大霉素、别嘌呤醇、卡比马唑（甲亢平）、硫尿嘧啶、三甲双酮、普萘洛尔（心得安）、苯妥英钠、阿司匹林、吲哚美辛（消炎痛）、避孕药等化学性物品常引起脱发。烫发剂、洁发剂、染发剂等美发化妆品也是引起脱发的常见原因。

一、化学性脱发的原因、表现及用药

1. 引起脱发的原因

引起化学性脱发的原因主要是以下四种。

（1）药物 药物的不良反应除能引起发热、末梢血常规变化及消化系统、呼吸系统等症状外，还有一些局部表现，如皮疹、黏膜损害及毛发、指甲的病变。如避孕药之所以影响头发，是因为它含有一些孕酮（孕酮在人体内代谢过程中会产生雄性激素），当妇女停服避孕药时，常会发生一种诱导性脱发。另外，避孕药会影响维生素代谢，从而影响头发，避孕药还可对甲状腺功能产生不利影响而间接导致脱发，在甲状腺功能失调的同时，激素和营养也失去平衡，导致大量脱发。

（2）烫发剂 烫发的基本原理就是通过碱性溶液使毛小皮鳞片分开，烫发剂穿过毛小皮到毛皮质内，经化学反应头发膨胀。烫发剂的氧化剂虽然可以使大多数的二硫键重新组合，

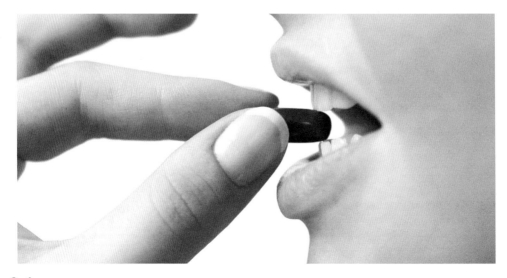

但毕竟相当部分的二硫键断裂，从而降低了头发的弹性和抗牵拉能力。烫发还可以直接损伤毛小皮，令头发表面粗糙。有些情况发生在烫发后的一段时间，如头发收到过度氧化或还原会使角蛋白逐渐分解，头发出现过早断裂；反复烫发使毛小皮的鳞片不再紧贴毛干或毛小皮出现较多的孔隙，于是头发蓄水能力降低，水分很容易从毛皮中丢失或进入毛皮质，表现为头发反复干燥、发梢裂开或异常肿胀，并渐渐变得脆弱而易断，发色改变。另一种成为热烫的烫发方式，会产生类似吹风式的物理性损伤。以上就是烫发剂引起脱发的原因。

（3）洁发剂 洁发剂也会不同程度地损伤头发。特别是中老年人容易因此而出现头发的损害，如脱发、断发的现象，甚至可以看到头发也被累及，并加速皮肤的老化。另外，洗头后即使用水反复冲洗，头上也免不了有一些洁发剂的残留物。这些残留物不断刺激头发，也会导致脱发、断发。

（4）染发剂 染发剂容易引起头发断裂。染发的基本原则是染发剂含某种金属粉，使用时该金属表皮层到达头发内层后与色素结合，改变色素的结构，同时在头发表面形成一层薄膜，从而改变头发的颜色。但这些重金属极易引起生长期脱发。其原因是使用过程中，染料与头发氧化聚合的过程时间太长，或染发是温度过高，或染发剂浓度过大，导致头发剥蚀，甚至由于头发中水分丧失，使得头发出现分叉、羽状脆弱。

2. 脱发的具体表现

掉头发通常在治疗后 2 ～ 3 周，甚至两次治疗之后才发生，头发反复干燥，发梢裂开。脆弱而已断，严重者并伴有头发大量脱落。可能是渐渐地掉落或一次一丛丛地掉落。

3. 用药原则

西 药：化疗导致的脱发，完全属于暂时现象，一旦病情缓解，化疗间歇期延长，患者必能长新发。治疗原发病时，可配合使用一些不良反应小的固发、生发药物。如：半胱氨酸、维生素 B_6，较为严重者，可在医生指导下使用米诺地尔。中 药：中药以补肾、滋阴、补气血的药物治疗化学性脱发，同时配合使用常用的生发中药，如生发片、养血生发胶囊等。

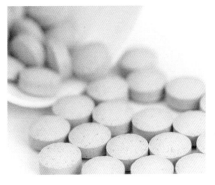

二、推荐食材及食谱

海参中微量元素钒的含量居各种食物之首，可参与血液中铁的输送，增强造血功能，促进头发的生长。

建议用量

50 ～ 150 克

食用叮咛

海参不宜与甘草、醋同食。

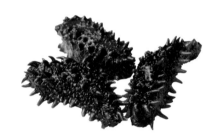

桂圆炒海参

- 🦪 **材 料：** 莴笋 200 克，水发海参 200 克，桂圆肉、枸杞、姜片、葱段各少许
- 🥄 **调 料：** 盐 4 克，鸡粉 4 克，料酒 10 毫升，食用油各适量

🍲 **做 法：**

1. 莴笋洗净去皮切片；海参、莴笋分别余水至断生，备用。

2. 用油起锅，放入姜片、葱段，爆香，倒入莴笋、海参，炒匀。

3. 加入盐、鸡粉、桂圆肉、枸杞炒匀即可。

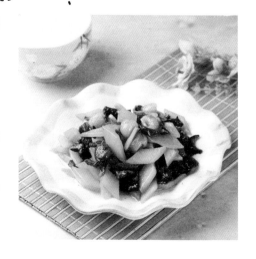

花胶海参佛手瓜乌鸡汤

🐚 **材料：** 乌鸡块 300 克，水发海参 90 克，佛
手瓜 150 克，水发花胶 40 克，核桃
仁 30 克，水发干贝 20 克

🍴 **调料：** 盐 2 克

📋 **做法：**

1. 洗净的花胶切段；洗好的海参对半切开；洗
净的佛手瓜去内子，切块。

2. 将乌鸡块下入沸水锅中氽水，捞出，备用。

3. 砂锅中注入清水，倒入乌鸡块、花胶、海参、
佛手瓜、核桃仁、干贝，煮 3 小时至食材熟
透，加入盐，拌至入味即可。

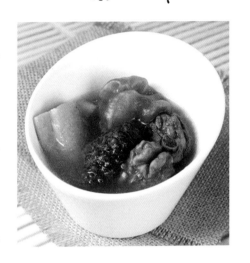

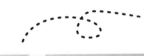

干贝烧海参

🐚 **材料：** 水发海参 140 克，干贝 15 克，红椒圈、
姜片、蒜末各少许

🍴 **调料：** 豆瓣酱 10 克，盐 3 克，鸡粉、蚝油、
料酒、水淀粉、食用油各适量

📋 **做法：**

1. 海参切成小块；洗净的干贝拍碎，压成细末。

2. 海参下入沸水锅，煮约 2 分钟，拌匀，捞出。

3. 热锅注油烧热，放入干贝末，炸半分钟，捞出。

4. 姜片、蒜末入油锅爆香；加入红椒圈、海参
及调味料，炒至食材熟透，撒上干贝末即可。

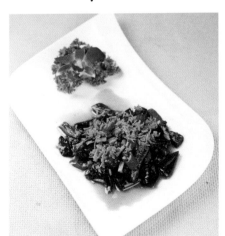

海参炒时蔬

材料： 西芹 20 克，胡萝卜 150 克，水发海参 100 克，百合 80 克，姜片、葱段各少许

调料： 盐 3 克，鸡粉、水淀粉、料酒、蚝油、芝麻油、高汤、食用油各适量

做法：

1. 洗净的西芹切段；洗好去皮的胡萝卜切小块。

2. 锅中注入清水烧开，倒入胡萝卜、西芹、百合，拌匀，略煮一会儿，捞出，装入盘中。

3. 用油起锅，放入姜片、葱段、海参，注入高汤，加入盐、鸡粉、蚝油、料酒，拌匀，略煮一会儿，倒入西芹、胡萝卜，炒匀，倒入水淀粉勾芡，淋入芝麻油，炒匀即可。

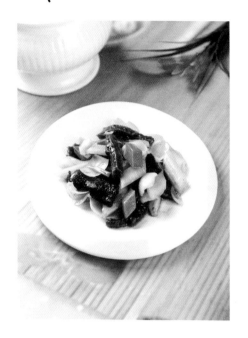

枸杞海参汤

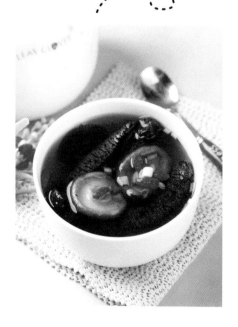

材料： 海参 300 克，香菇 15 克，枸杞 10 克，姜片、葱花各少许

调料： 盐 2 克，鸡粉 2 克，料酒 5 毫升

做法：

1. 砂锅中注入清水烧热，放入海参、香菇、枸杞、姜片、料酒，搅拌片刻。

2. 盖上锅盖，煮开后转小火煮 1 小时至熟透。

3. 掀开锅盖，加入盐、鸡粉，拌至食材入味，将煮好的汤盛出装入碗中，撒上葱花。

海参养血汤

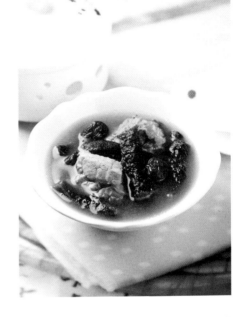

材料： 猪骨 450 克，大枣 15 克，花生米 20 克，海参 200 克

调料： 盐、鸡粉各 2 克，料酒适量

做法：

1. 锅中注入清水烧开，倒入猪骨、料酒，略煮一会儿，捞出氽好的猪骨，装入盘中。

2. 砂锅中注入清水烧开，倒入花生米、大枣、猪骨、海参，拌匀，煮 90 分钟至食材熟透，加入料酒、盐、鸡粉，拌匀，盛出煮好的汤料，装入盘中即可。

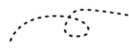

芡实海参粥

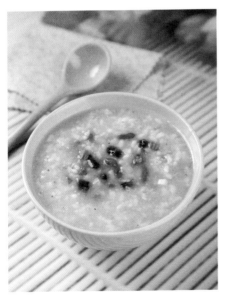

材料： 海参 80 克，大米 200 克，芡实粉 10 克，葱花、枸杞各少许

调料： 盐、鸡粉各 1 克，芝麻油 5 毫升

做法：

1. 处理干净的海参切成丁。

2. 砂锅中注入清水，倒入大米，煮至大米熟软；倒入海参、枸杞，拌匀，煮至食材熟软；再倒入芡实粉，拌匀，煮至芡实粉充分溶入粥中。

3. 加入盐、鸡粉、芝麻油，拌匀，盛出煮好的粥，装在碗中，撒上葱花即可。

大枣

推荐理由

大枣既可食用又可药用。大枣富含蛋白质、脂肪、糖类，并含有多种微量元素，如钙、磷、铁、烟酸、维生素B_2、胡萝卜素、抗坏血酸等，能滋养头发。中医认为它是补气血的要药。

建议用量

10 ～ 30 克

食用叮咛

湿盛或脘腹胀满者忌食。

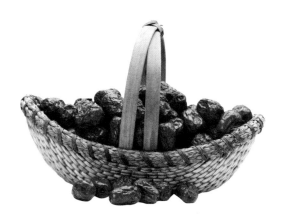

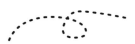

生姜大枣粥

🥘 **材料：** 水发大米 140 克，大枣 40 克，姜片少许

🥄 **调料：** 白糖适量

📋 **做法：**

1. 摆放好电火锅，注入清水，倒入大米、大枣、姜片，拌匀。

2. 盖上锅盖，煮沸后，煮 30 分钟至熟。

3. 掀开锅盖，放入白糖，拌至溶化，将煮好的粥盛出装入碗中即可。

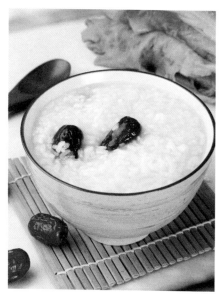

白果大枣肚条汤

🧄 **材 料：** 猪肚 150 克，白果 40 克，大枣 20 克，
姜片少许

🔪 **调 料：** 盐、鸡粉各 2 克，黑胡椒粉、料酒
各适量

🍲 **做 法：**

1. 洗净的猪肚切条，倒入沸水锅中煮一会儿以
去除脏污，淋入料酒，拌匀以去除腥味，捞
出，沥干水分。

2. 取出电火锅，注入清水，倒入猪肚条、大枣、
姜片、白果，拌匀，炖 20 分钟至入味。

3. 加入盐、鸡粉、黑胡椒粉，煮片刻至入味即可。

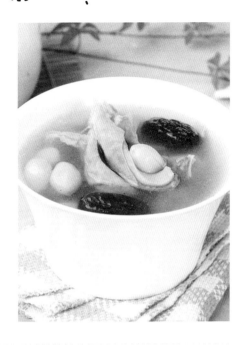

大枣党参煲凤爪

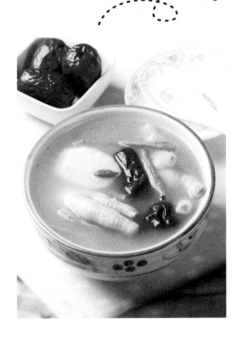

🧄 **材 料：** 大枣 3 颗，鸡爪 300 克，去皮山药
180 克，党参 20 克，枸杞 30 克，姜
片少许

🔪 **调 料：** 盐 1 克，料酒 5 毫升

🍲 **做 法：**

1. 洗好的党参切长段；洗好的山药切片。

2. 沸水锅中倒入鸡爪，加入料酒，余一会儿至
去除腥味，捞出，沥干水分。

3. 砂锅注水，倒入鸡爪、姜片、山药、党参、大枣、
枸杞，煮至片刻，加入盐，拌匀调味装碗即可。

大枣养颜汤

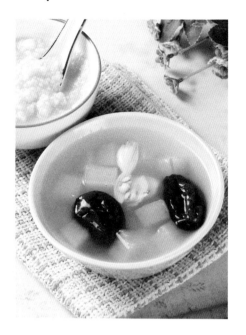

🌙 **材 料：** 大枣 2 颗，去皮冬瓜 180 克，水发
薏米 160 克，新鲜百合 130 克

🔧 **调 料：** 冰糖 40 克

📋 **做 法：**

1. 去皮洗好的冬瓜切丁，备用。

2. 热水锅中倒入薏米、冬瓜、百合、冰糖、大
   枣，拌匀，煮 1 小时至熟软。

3. 关火后盛出煮好的甜汤，装入碗中，待稍凉
   即可食用。

大枣南瓜薏米甜汤

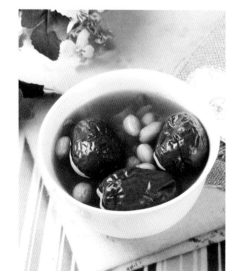

🌙 **材 料：** 大枣 4 颗，水发薏米 180 克，去皮
南瓜 240 克，枸杞 40 克，花生米
110 克

🔧 **调 料：** 红糖 35 克

📋 **做 法：**

1. 洗净的南瓜切丁。

2. 热水锅中倒入薏米、花生米、南瓜、大枣、枸杞，
   拌匀，煮 40 分钟至食材熟软。

3. 倒入红糖，拌至溶化，续煮 15 分钟至入味，
   盛出甜汤，装碗即可。

姜糖蒸大枣

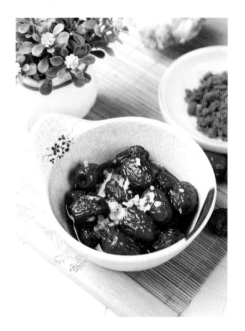

🧄 **材料：** 大枣 150 克，姜末 6 克

🔪 **调料：** 红糖 10 克

🍲 **做法：**

1. 取一碗温水，放入大枣，浸泡约 10 分钟，使其涨开，捞出，沥干水分；放入蒸碗中，放入红糖、姜末。

2. 备好电蒸锅，烧开水后放入蒸碗，蒸约 20 分钟，至食材熟透，取出蒸碗，稍微冷却后即可食用。

桂圆大枣小麦粥

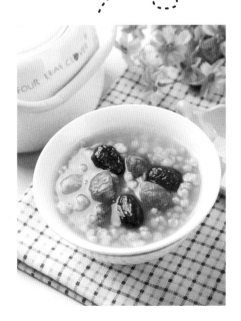

🧄 **材 料：** 水发小麦 100 克，桂圆肉 15 克，大枣 7 枚

🔪 **调 料：** 冰糖 20 克

🍲 **做 法：**

1. 锅中注入清水烧开，放入小麦，搅拌片刻，熬煮 40 分钟至熟软。

2. 放入桂圆肉、大枣，搅拌片刻，续煮半个小时。

3. 加入冰糖，搅拌片刻，使食材入味，将煮好的粥盛出装入碗中即可。

鳝鱼

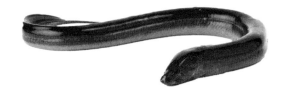

推荐理由

鳝鱼富含维生素 A，对于维持上皮组织的正常功能和结构的完善，促进头发的生长起着重要的作用。

建议用量

50 ～ 150 克

食用叮咛

鳝鱼宜现杀现烹，鳝鱼体内含组氨酸较多，味很鲜美，死后的鳝鱼体内的组氨酸会转变为有毒物质，故所加工的鳝鱼必须是活的。

绿豆芽炒鳝丝

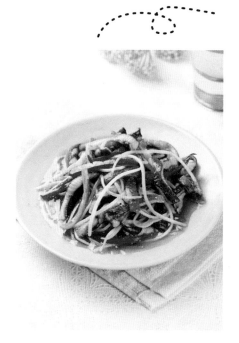

材 料： 绿豆芽 40 克，鳝鱼 90 克，青椒、红椒各 30 克，姜片、葱段各少许

调 料： 盐 3 克，料酒 6 毫升，水淀粉、食用油各适量

做法：

1. 洗净的红椒、青椒切丝；将鳝鱼切成丝。

2. 把鳝鱼丝装入碗中，放入 1 克盐、料酒、水淀粉、食用油，腌渍 10 分钟至入味。

3. 姜片、葱段入锅爆香，加入青椒、红椒、鳝鱼丝、绿豆芽、2 克盐、水淀粉，炒入味即可。

菟丝子烩鳝鱼

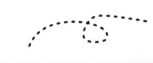 **材料：** 鳝鱼 200 克，青椒、红椒各 40 克，
　　　　生地 10 克，菟丝子 5 克，姜片少许

调料： 盐、鸡粉各 3 克，生粉 2 克，生抽、
　　　　料酒、水淀粉、食用油各适量

做法：

1. 洗好的青椒、红椒切成小块；鳝鱼斩成段。

2. 鳝鱼装碗，放料酒、1 克盐、1 克鸡粉、生粉、
   食用油，腌渍入味；砂锅注水烧开，放生地、
   菟丝子，煮至有效成分，盛出，装入碗中。

3. 油起锅，放姜，爆香，倒入青椒块、红椒块、
   鳝鱼段、料酒、2 克盐、2 克鸡粉、药汁，煮熟，
   用水淀粉勾芡，加生抽，炒匀即可。

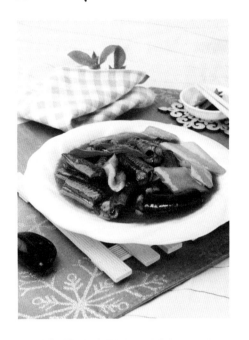

生蒸鳝鱼段

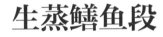 **材料：** 鳝鱼 300 克，红椒 35 克，姜片、蒜末、
　　　　葱花各少许

调料： 盐 2 克，料酒 3 毫升，生粉、生抽、
　　　　食用油各适量

做法：

1. 将洗净的红椒切粒；鳝鱼去头，切成段。

2. 将鳝鱼段装碗，放入蒜末、姜片、红椒粒、盐、
   料酒、生抽、生粉、食用油，腌渍 15 分钟。

3. 把鳝鱼段装盘，放入蒸锅中，蒸 10 分钟至熟，
   取出，浇上热油，撒上葱花即可。

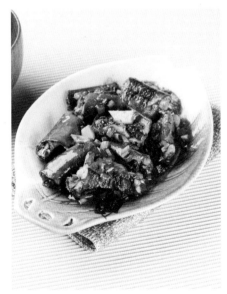

翠衣炒鳝片

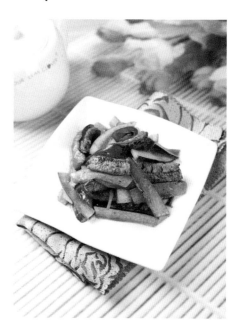

🦞 **材料：** 鳝鱼 150 克，西瓜片 200 克，蒜片、
姜片、葱段、红椒圈各少许

🔪 **调料：** 生抽 5 毫升，料酒 8 毫升，盐 2 克，
鸡粉 2 克，食用油少许

🍲 **做法：**

1. 处理好的西瓜片切成薄片；处理干净的鳝鱼
用刀斩断筋骨，切成段。

2. 热锅注油，倒入蒜片、姜片、葱段，爆香，
放入西瓜片、鳝鱼、4 毫升料酒、红椒圈，
炒匀，加入生抽、鸡粉、盐、4 毫升料酒，
炒至食材入味。

3. 关火，将炒的菜肴盛出装入盘中即可。

粉蒸鳝片

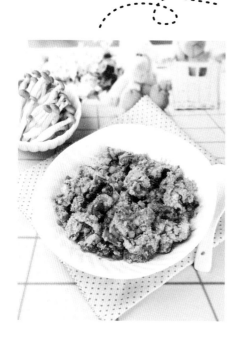

🦞 **材料：** 鳝鱼 300 克，蒸肉米粉 50 克，米酒
50 毫升，姜末 8 克，蒜末 8 克，葱
花 4 克

🔪 **调料：** 白糖、盐、辣椒酱、生抽、香醋、
芝麻油各适量

🍲 **做法：**

1. 处理干净的鳝鱼去头，切片。

2. 将鳝鱼片装盘，加入姜末、蒜末、盐、白糖、
生抽、辣椒酱、芝麻油、米酒，腌渍至入味。

3. 往腌渍好的鳝片中倒入蒸肉米粉，拌匀；取
出电蒸锅，放入鳝片，蒸至熟，取出蒸好的
鳝片，淋入香醋，撒上葱花即可。

竹笋炒鳝段

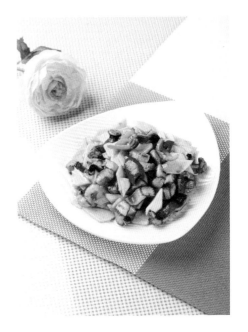

🦀 **材 料:** 鳝鱼肉 130 克,竹笋 150 克,青椒、
红椒各 30 克,姜片、蒜末、葱段
各少许

🥄 **调 料:** 盐、鸡粉、料酒、水淀粉、食用油
各适量

🍲 **做 法:**

1. 鳝鱼肉、竹笋均切片;青椒,红椒均切成小块。

2. 鳝鱼片装碗,加入盐、鸡粉、料酒,腌渍入
味;锅中注水烧开,加盐、竹笋片,煮至断
生,捞出;鳝鱼片放锅中,余片刻,捞出;
油起锅,放姜蒜葱,爆香,加青椒、红椒、
竹笋、鳝鱼、料酒,炒匀,倒入鸡粉、盐、
水淀粉,炒至入味,盛出炒好的材料即成。

干烧鳝段

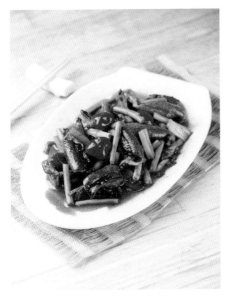

🦀 **材 料:** 鳝鱼肉 120 克,水芹菜 20 克,蒜薹
50 克,泡红椒 20 克,姜片、葱段、
蒜末、花椒各少许

🥄 **调 料:** 生抽 5 毫升,料酒 4 毫升,水淀粉、
豆瓣酱、食用油各适量

🍲 **做 法:**

1. 蒜薹切长段;水芹菜、鳝鱼肉切成段。

2. 锅中注水烧开,倒入鳝鱼段,余至变色。

3. 用油起锅,倒入姜片、葱段、蒜末、花椒,爆香,
放入鳝鱼段、泡红椒、生抽、料酒、豆瓣酱,
炒匀,加入水芹菜、蒜薹,炒至断生,倒入
水淀粉,炒至入味,盛出炒好的菜肴即可。

鸭血

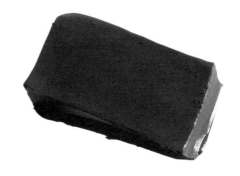

推荐理由

鸭血富含蛋白质、B族维生素、维生素C、维生素A和钙、铁等营养元素，有利于头发的生长。中医认为鸭血有补气血的功效。

建议用量

50～100克

食用叮咛

购买时选择正规厂家生产的鸭血，加工时一定要煮熟。

鸭血虾煲

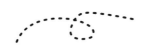

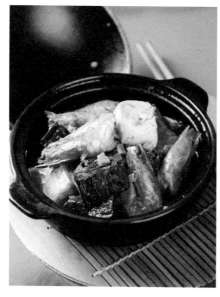

🦀 **材料：** 鸭血150克，豆腐100克，基围虾150克，蒜末、葱花各少许

🥄 **调料：** 盐、料酒、生抽、食用油各适量

🍲 **做法：**

1. 豆腐、鸭血均切成块；豆腐块、鸭血块汆水，捞出；基围虾倒入油锅，炸至变色，捞出。

2. 锅底留油，放基围虾、蒜末，炒匀，加料酒、豆腐、鸭血、水、盐、生抽，拌匀。

3. 把食材盛出，装入砂锅煮3分钟，撒上葱花即可。

鸭血鲫鱼汤

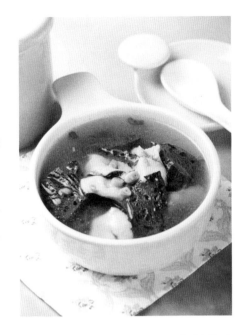

🌙 **材 料：** 鲫鱼 400 克，鸭血 150 克，姜末、
葱花各少许

🥄 **调 料：** 盐、鸡粉、水淀粉、食用油各适量

🍲 **做 法：**

1. 鲫鱼去除鱼骨，片下鱼肉，装碗；鸭血切成片。

2. 在鱼肉中加入盐、鸡粉、水淀粉，拌匀，腌
渍片刻。

3. 锅中注入清水烧开，加入盐、姜末、鸭血，
拌匀，加入食用油、鱼肉，煮至熟透，撇去
浮沫，把煮好的汤料盛出，装入碗中，撒上
葱花即可。

双菇炒鸭血

🌙 **材 料：** 鸭血 150 克，口蘑 70 克，草菇 60 克，
姜片、蒜末、葱段各少许

🥄 **调 料：** 盐、鸡粉、料酒、生抽、水淀粉、
食用油各适量

🍲 **做 法：**

1. 草菇切小块；口蘑切粗丝；鸭血切成小方块。

2. 锅中注水烧开，加盐、草菇、口蘑，焯至断生。

3. 油起锅，放姜蒜葱，爆香，倒入焯过的食材，
翻炒，加料酒、生抽、鸭血块、水、盐、鸡粉，
煮至熟透，倒入水淀粉勾芡，盛出即成。

裙带菜鸭血汤

🧄 **材 料：** 鸭血 180 克，圣女果 40 克，裙带菜 50 克，姜末、葱花各少许

🥄 **调 料：** 鸡粉 2 克，盐 2 克，胡椒粉少许，食用油适量

🍲 **做 法：**

1. 圣女果切成小块；裙带菜切成丝；鸭血切成小块。

2. 锅中注入清水烧开，倒入鸭血，拌匀，煮约半分钟，余去血渍，捞出，沥干水分。

3. 用油起锅，下入姜末，爆香，倒入圣女果、裙带菜丝、清水，拌匀，加入鸡粉、盐、胡椒粉，煮至全部食材熟透，盛出煮好的鸭血汤，装在碗中，撒上葱花即可。

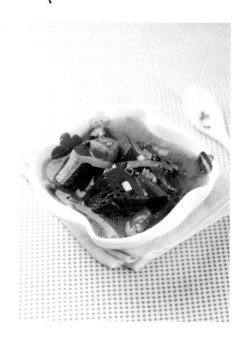

韭菜鸭血汤

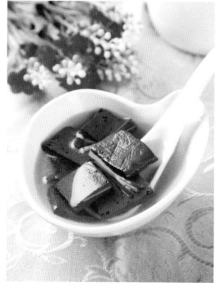

🧄 **材 料：** 鸭血 300 克，韭菜 150 克，姜片少许

🥄 **调 料：** 盐 2 克，鸡粉 2 克，芝麻油 3 毫升，胡椒粉少许

🍲 **做 法：**

1. 洗净的鸭血切成大小一致的片；洗好的韭菜切成小段。

2. 锅中注入清水烧开，倒入鸭血，略煮一会儿，捞出，沥干水分。

3. 锅中注入清水烧开，倒入姜片、鸭血、盐、鸡粉，搅匀调味，放入韭菜段、芝麻油、胡椒粉，搅匀调味，将煮好的汤料盛出，装入碗中即可。

麻辣鸭血

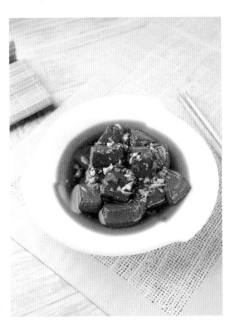

🌙 **材 料：** 鸭血 300 克，姜末、蒜末、葱花各
少许

🥄 **调 料：** 盐 2 克，鸡粉 2 克，生抽 7 毫升，
陈醋 8 毫升，花椒油 6 毫升，辣椒
油 12 毫升，芝麻油 5 毫升

🍲 **做 法：**

1. 洗好的鸭血切成小方块。

2. 锅中注入清水烧开，倒入鸭血，拌匀，煮至
熟透，捞出，沥干水分。

3. 取碗，放入盐、鸡粉、生抽、陈醋、花椒油，
拌匀，倒入姜末、蒜末、葱花、辣椒油，拌
匀，倒入芝麻油，调成味汁，将调好的味汁
浇在鸭血上即成。

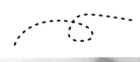

鸭血蘑菇汤

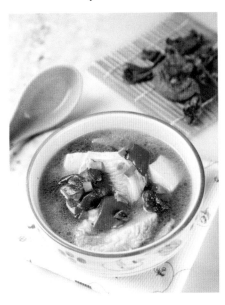

🌙 **材 料：** 鸭血 150 克，豆腐 155 克，白菜叶
80 克，水发榛蘑 150 克，高汤 250
毫升，姜片、葱花各少许

🥄 **调 料：** 盐、鸡粉各 2 克，胡椒粉 3 克，食
用油适量

🍲 **做 法：**

1. 洗净的豆腐切块；处理好的鸭血切小块。

2. 用油起锅，倒入姜片，爆香，放入榛蘑、高汤、
豆腐块、鸭血、盐，拌匀，加入白菜叶、鸡粉、
胡椒粉，拌至入味。

3. 关火后盛出煮好的汤，装入碗中，撒上葱花
即可。

三、推荐药材及药膳、药茶

推荐理由

滋阴补血，益肾固精，乌发明目。
适用于肾气不固型化学性脱发。

建议用量

10 ～ 20 克

食用叮咛

脾胃虚寒作泄者勿服。

桑葚

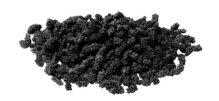

黄芪桑葚瘦肉汤

材 料：
　猪瘦肉 250 克，黄芪 50 克，桑葚 30 克，
　大枣 10 枚

做法与服法：
　将黄芪、桑葚洗净，大枣洗净、去核，
　猪瘦肉洗净切成小块。全部用料入锅，
　加清水适量，大火煮沸后，小火炖 2 ～ 3
　小时，调味即可。

功 效： 生津滋阴，固肾乌须。

桑葚猪骨汤

材 料：
　猪脊骨 500 克，桑葚 50 ～ 100 克

做法与服法：
　将猪脊骨加适量水熬成 3 碗，去骨及
　浮油，加入桑葚，再煎 10 分钟即可。

功 效： 滋阴生津，益肾生发。

桑葚枸杞猪肝粥

材料：

桑葚 12 克，枸杞 12 克，猪肝 100 克，大米 100 克，料酒 5 毫升，盐适量

做法与服法：

将桑葚、枸杞去蒂根；猪肝切成薄片，用料酒腌渍 10 分钟；大米洗干净。把大米放入锅内，加入水，烧开，加入桑葚、枸杞、猪肝片、盐，煮成粥即可。

功 效： 补肾滋阴，固发防脱。

双仁桑葚粥

材料：

酸枣仁 12 克，柏子仁 12 克，桑葚 15 克，粳米 50 克，桂圆肉 15 克

做法与服法：

先将粳米加水煮成粥，加入酸枣仁及柏子仁、桑葚、桂圆肉煮熟即可食用。

功 效： 滋阴补肾，益精生发。

黑芝麻桑葚枸杞饮

材料：

黑芝麻 30 克，桑葚 30 克，枸杞 30 克，蜂蜜 20 毫升

做法与服法：

将枸杞、桑葚洗净，与黑芝麻同入砂锅，加足量水，浸泡 1 小时，再用大火煮沸，改用小火煮，待枸杞酥烂，加蜂蜜拌匀即成。

功 效： 滋阴润燥，益精生发。

补益肝肾，涩精固脱。适用于肾气不固型化学性脱发。

6 ～ 15 克

凡命门火炽，强阳不痿，素有湿热，小便淋涩者忌服。

山茱萸

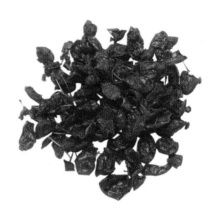

山茱萸烧香菇

🧄 **材 料：**

水发香菇 250 克，山茱萸 10 克，盐、鸡粉、食用油各适量

🥣 **做法与服法：**

将香菇、山茱萸洗净，沥水。起油锅加香菇、山茱萸翻炒，并加入盐、鸡粉调味装盘即可。

山茱萸蛋花汤

🧄 **材 料：**

山茱萸，鸡蛋 1 个，盐、鸡粉各少许

🥣 **做法与服法：**

将山茱萸洗净，备用。将鸡蛋打碎，放入煮沸的汤锅中，用大火煮至沸，加入山茱萸，改用小火煮 30 分钟，加入盐、鸡粉，拌至均匀即可。

功 效： 固肾乌须。

功 效： 益精生发。

山茱萸苦瓜粥

材料：

苦瓜 100 克，山茱萸 10 克，粳米 30 克，白糖适量

做法与服法：

将苦瓜洗净、切片，下锅煮开，倒入粳米煮粥，粥熟后加山茱萸稍煮片刻，加入适量白糖即可。

功 效：滋阴补肾，生发固发。

山茱萸粥

材料：

山茱萸 10 克，粳米 50 克，白糖适量

做法与服法：

将山茱萸洗净后，放入砂锅内，加水 800 毫升，煮沸 10 分钟后，去渣取汁，加入洗净的粳米煮沸，待粥熟时，加入适量白糖调味即可。

功 效：固肾防脱。

山茱萸白菊花饮

材料：

山茱萸 10 克，白菊花 5 克

做法与服法：

把山茱萸、白菊花加适量清水煮沸，滤渣即可服用。

功 效：滋补肾精，固发生发。

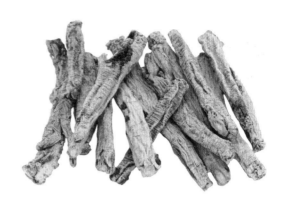

党参

推荐理由

补气，生津，养血。可配合制何首乌、熟地黄、侧柏叶、黑芝麻、黑豆等生发的药材、食材使用。适用于气血两虚型化学性脱发。

建议用量

6～15克

食用叮咛

实证、热证禁服，正虚邪实证，不宜单独应用。

党参粥

材料：

大米 120 克，党参 15 克，红糖适量

做法与服法：

砂锅中注入清水烧热，倒入党参、大米，拌匀，煮约 40 分钟，至食材熟透。揭开盖，搅拌几下，加入红糖拌匀，煮至红糖熔化。盛出煮好的粥即可。

功 效： 益气补血。

花胶党参莲子瘦肉汤

材料：

水发花胶 80 克，瘦肉 150 克，水发莲子 50 克，桂圆肉 15 克，水发百合 50 克，党参 20 克，盐适量

做法与服法：

花胶、瘦肉均切块。锅中注水烧开，加瘦肉，汆片刻，捞出。砂锅注水，放瘦肉、花胶、莲子、党参、桂圆肉、百合，煮至熟，加盐，拌至入味即可。

功 效： 清热解毒。

黑芝麻党参猪肘汤

材料：

猪肘 300 克，黑芝麻 15 克，党参 10 克，生姜、盐各适量

做法与服法：

黑芝麻、党参用水洗净；党参切段；猪肘洗净；生姜去皮，切片；用水，烧至水沸；放入黑芝麻、党参、猪肘、姜片，煲约 3 小时；加入盐调味，即可饮用。

功 效： 补气血，防脱发。

党参蒸鸡块

材料：

党参 10 克，鸡腿 1 只，盐 1 克

做法与服法：

鸡腿切块，放入沸水中焯约 1 分钟，捞出；党参擦净，切成薄片；将鸡腿块及党参放入蒸碗内，注入适量清水，蒸约 30 分钟。取出，加入盐调味即可。

功 效： 养血益气，益肾固发。

制何首乌党参茶

材料：

制何首乌 2 ~ 5 克，党参 10 克

做法与服法：

将制何首乌、党参放入茶杯内，用沸水冲泡，加盖片刻，代茶饮。1 日 1 剂，2 ~ 3 周为 1 个疗程。

功 效： 养血益气，益肾生发。

白芍

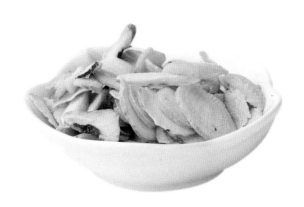

推荐理由

补血，调经，敛阴。可配伍制何首乌、女贞子、黑芝麻、黑豆、黄芪、当归、阿胶、龙眼肉等生发、益气血的药材、食材使用。适用于气血两亏型化学性脱发。

建议用量

5 ～ 15 克

食用叮咛

反藜芦。虚寒腹痛泄泻者慎服。

佛手女贞子白芍汤

🍲 **材料：**

佛手 10 克，女贞子 25 克，白芍 15 克，陈皮 5 克，牛肉 150 克，生姜 10 克，大枣 30 克，盐适量

🥄 **做法与服法：**

将牛肉洗净，切成小块。其余药材洗净，生姜拍烂，备用。全部用料放入锅内，加适量水，小火煮 3 小时，加盐调味即成。

功 效： 养血益气，益肾固发。

木耳白芍粥

🍲 **材料：**

黑木耳（干品）10 克，白芍 15 克，粳米 50 克

🥄 **做法与服法：**

将黑木耳泡发、洗净，与白芍入砂锅煎汁，去渣取汁，放入粳米煮粥，粥将熟时，再煮沸即可食用。

功 效： 养血，补气，生发。

人参核桃仁粥

材料：
白芍9克，人参9克，核桃仁9克，粳米60克

做法与服法：
将白芍、人参、核桃仁煎浓汁，过滤去渣，加粳米煮粥，温热服食。

功　效： 补肝肾，防脱发，益气血。

白芍黑芝麻海带粥

材料：
海带、粳米各100克，黑芝麻20克，白芍10克，白糖适量

做法与服法：
海带切成碎末；白芍用水洗净。粳米洗干净，放入锅内，加水，置于火上，加入白芍、海带、黑芝麻，拌匀，煮至熟软，加白糖调味即可。

功　效： 益气，养血，生发。

白芍当归蜜饮

材料：
白芍20克，当归、制何首乌各5克，蜂蜜20毫升

做法与服法：
将白芍、当归、制何首乌放入锅中，加适量水，煎煮30分钟，去渣留汁，等汤汁转温后放入蜂蜜，拌匀即可。

功　效： 养血益气，益精生发。

白芍制何首乌粥

材料:

白芍9克,制何首乌9克,枸杞9克,粳米60克

做法与服法:

将白芍、制何首乌、枸杞煎浓汁,过滤去渣,加粳米煮粥,温热服食。

功 效: 滋阴补气,固发防脱。

白芍熟地黄粥

材料:

白芍6克,熟地黄10克,粳米50克,冰糖适量

做法与服法:

将熟地黄、白芍洗净,一同放入内煎汁,去渣取汁,放入粳米煮粥,煮至熟软,加入冰糖,拌匀即可食用。

功 效: 益气养血,补肾生发。

党参白芍黑豆粥

材料:

党参10克,白芍5克,茯苓10克,粳米60克,黑豆50克

做法与服法:

将党参、白芍、茯苓洗净,全部倒入砂锅中,加适量清水,大火烧开,再用小火煎30分钟,去渣取汁。取粳米、黑豆洗干净,加入药汁煮成粥即可食用。

功 效: 补气血,防脱发。